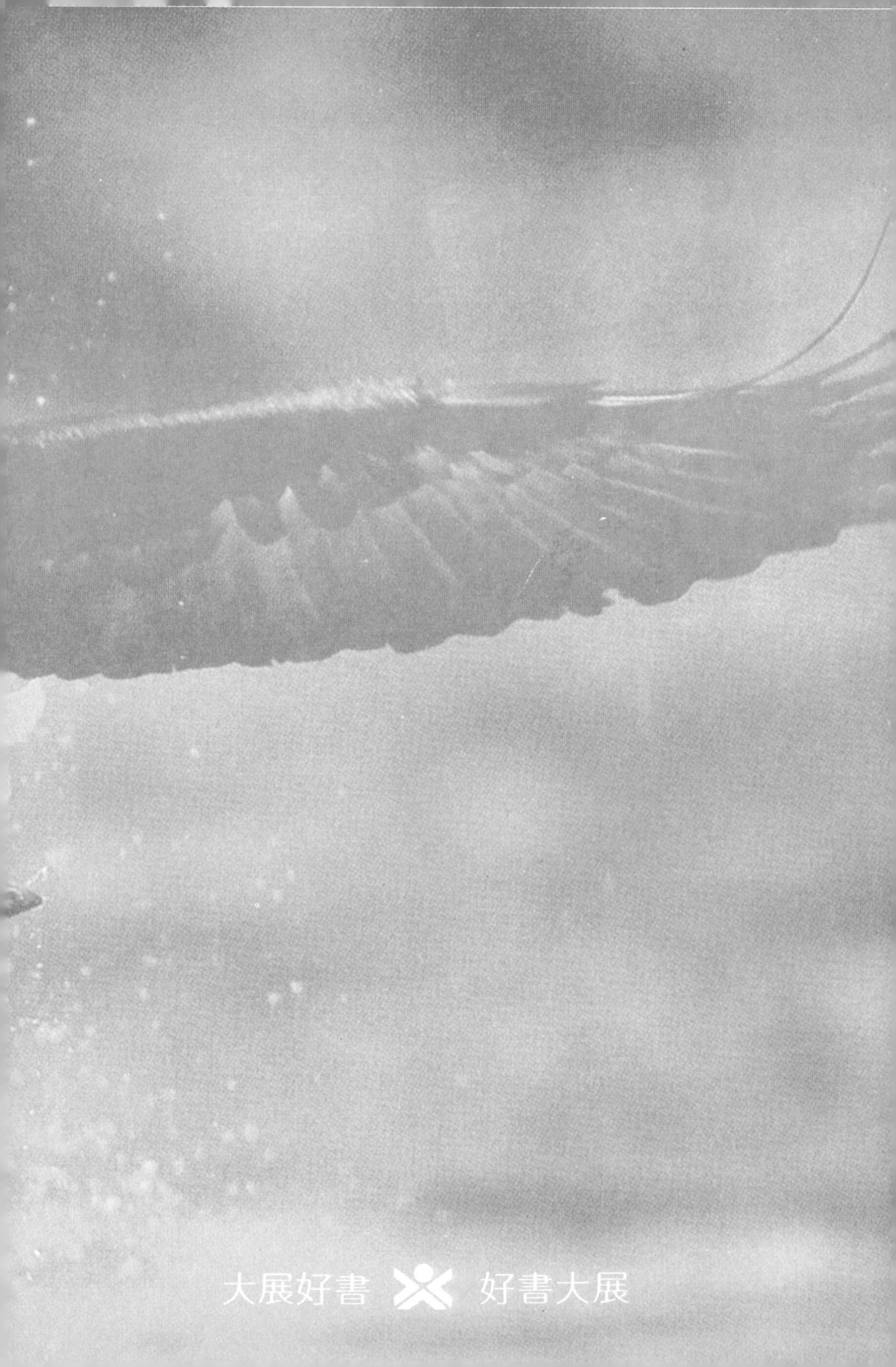
大展好書 好書大展

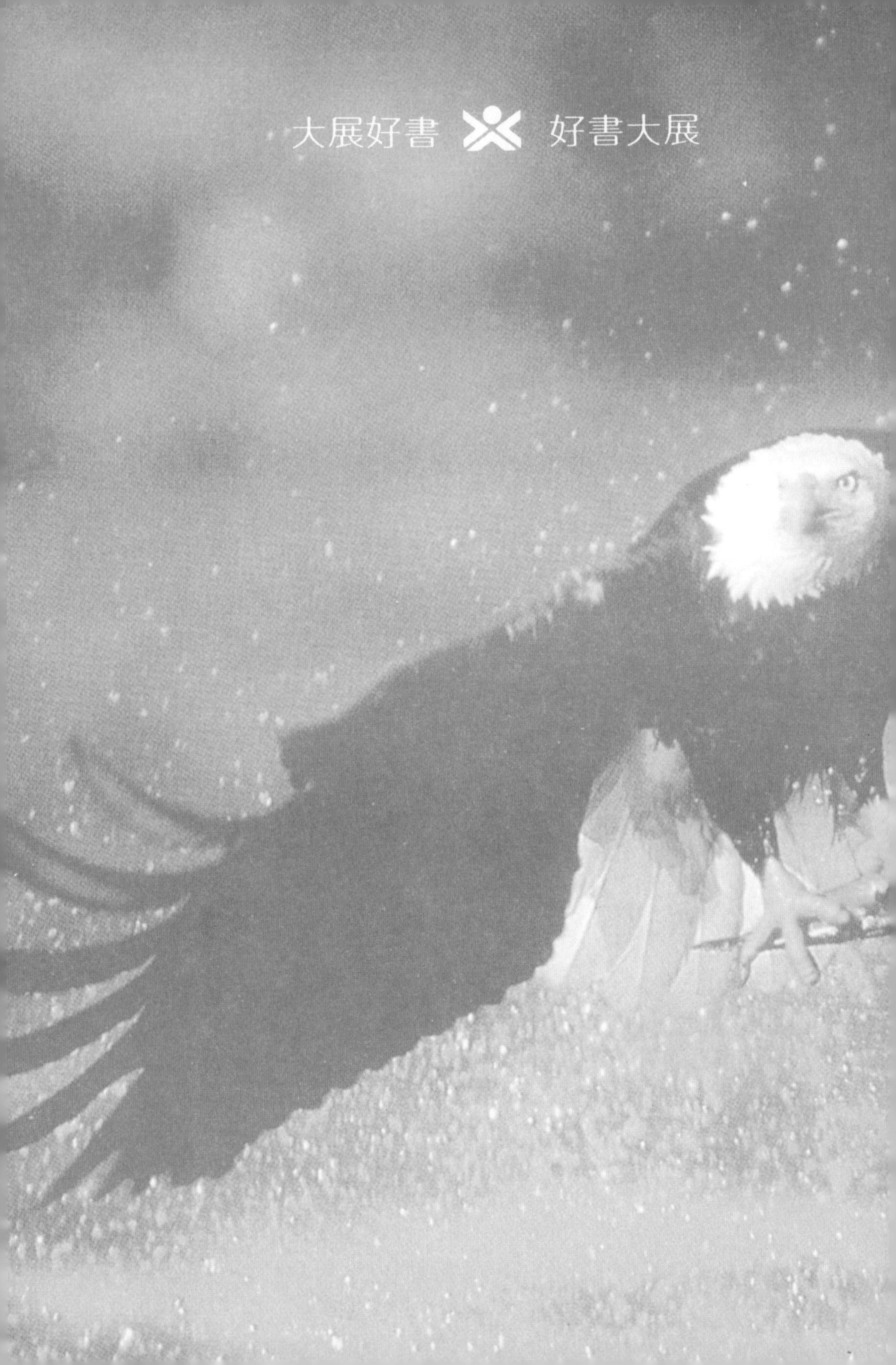
大展好書 好書大展

飲食保健 3

改善慢性病

健康藥草茶

健康生活研究會／著
吳 秋 嬌／譯

大展出版社有限公司
DAH-JAAN PUBLISHING CO., LTD.

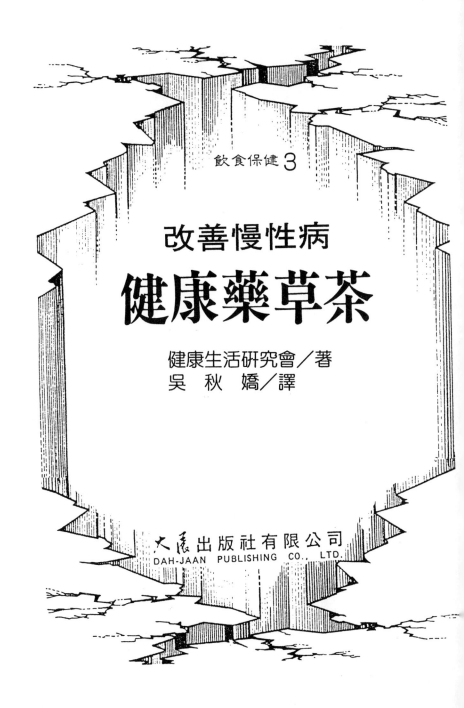

前　言

各位最近是否曾經光顧藥店或健康食品店呢？在健康茶的專櫃，排列著各式各樣的包裝。包括來自中國的茶或來自各地的健康茶，也都嶄露頭角了。

目前，國人也普遍地飲用烏龍茶，而在超市可以看到蕺草茶等與綠茶、紅茶一起陳列於茶櫃上。

隨著物質生活的豐富，衆人關心的，不再是耐久消費財等「物」，而是成為維持生存基礎的「健康」了。

通常在日本所指的茶，是以茶樹為原料的日本茶，廣義則泛指植物的葉、莖、花、果實、皮、根等乾燥再加水或熱開水抽出的材料成分。

健康茶的優點，在於輕鬆地享受茶的樂趣，且能夠攝取到對健康有益的精華。像可以在路邊看到的杉木、車錢草、艾草等，都可以作為健康茶的材料，製作過程方便、簡單。此外，可以配合個人體質自製健康茶。

希望各位能夠活用本書，享受健康快樂的生活。

目錄

第一章　從身體內部得到健康的健康茶

◉飲食生活是預防疾病的基本……一〇
◉民間療法是世界上的「老奶奶的智慧」……一二
◉使用藥草的民間療法備受矚目的理由……一四
◉適合兒童的健康茶……一六
◉健康茶與藥……一八
◉健康茶的禮儀……二〇

第二章　自己製作健康茶——應該了解的事項

◉得到藥草的方法……二二
◉採藥草時的服裝與攜帶物……二四
◉採摘的時期與場所……二六

◉健康茶的作法……二八
◉飲用健康茶的重點……三二
◉西方的健康茶、花草茶……三四
◉飲用時間與分量的標準……三六
◉享受混合健康茶之樂……三八

第三章　症狀別健康茶飲用法

◉高血壓……四〇
◉低血壓……四八
◉動脈硬化……五二
◉糖尿病……六〇
◉風　濕……六七
◉腸胃病……七二
◉肝臟病……八五
◉腎臟病……九二
◉膽結石、輸尿管結石……九六

◉便秘……一〇〇
◉視力、眼睛……一〇六
◉失眠症……一一四
◉焦躁、精神不安定……一二一
◉止咳、去痰……一二四
◉宿醉、惡醉……一二八
◉預防牙周病……一三二
◉喉嚨疼痛、聲音嘶啞……一三六
◉感冒……一四〇
◉生理不順、生理痛……一五二
◉更年期障礙……一五六
◉貧血……一六〇
◉肥胖……一六五
◉肌膚乾燥、斑點、美肌……一八二
◉特應性皮膚炎……一八六
◉消除疲勞……一九二

◉防止老化……一九八

第四章　健康茶生活的各種利用法

◉茶食……二〇八
◉藥酒……二一〇
◉藥湯、花草澡……二一二
◉藥草被、藥草枕……二一四
◉藥草粥……二一六

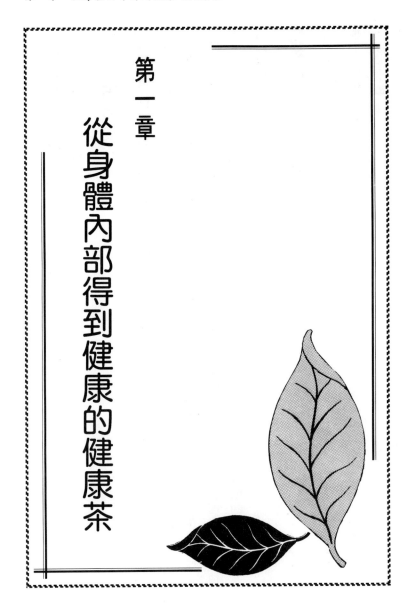

第一章 從身體內部得到健康的健康茶

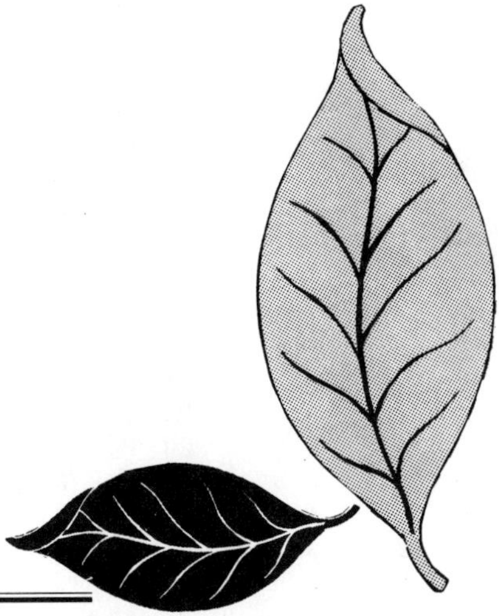

飲食生活是預防疾病的基本

死亡原因的變化

戰前，日本人的平均壽命不及五十歲，然而隨著經濟高度成長，不斷地提升，目前為世界第一長壽國。人生八十年，享受今世的生活，長久一生健康地渡過，乃是大家的願望。

根據厚生省的統計，佔死亡原因的前三位，依序為惡性新生物（癌），第二位是心肌梗塞或心臟機能不全、高血壓等心臟疾病，第三位則是以腦中風為代表的腦血管疾病。這般情況，自一九八一年以後不曾改變過。以前為第一位的結核等感染症，隨著醫學的進步，成為可以治療的疾病，目前，則是以成人病為死亡原因的主流。

免於疾病的預防法

關於成人病，只要接受適當的治療，過著適切的飲食生活，就能夠克服。現代已經不再是生病以後才到醫院就醫的時代，而是要過著預防疾病的健康人生的時代。這時備受矚目的，就是健康茶了。

死亡原因前三名的演變

年	第1位	第2位	第3位
1950年	結核	腦血管疾病	肺炎及支氣管炎
1960年	腦血管疾病	癌症	心臟疾病
1970年	腦血管疾病	癌症	心臟疾病
1981年	癌症	腦血管疾病	心臟疾病
1990年	癌症	心臟疾病	腦血管疾病
1994年	癌症	心臟疾病	腦血管疾病

根據厚生省人口動態總計的概況

民間療法是世界上的「老奶奶的智慧」

重新評估民間療法

有「老奶奶的智慧」之稱的民間療法，在人類悠久歷史之中，是由經驗而得知的治療疼痛或疾病的手段與智慧。隨著科學的發達，有一陣子被人所遺忘，但是由於合成藥品的副作用等問題，因此，現在正重新評估其價值。

在中國，由自然的恩惠而產生的利用生藥的中國醫學（漢方），連綿不斷地傳承著，即使是處理西方醫學的人，也開始研究這些東方醫學了。所謂生藥，就是與新藥（科學合成藥）相對應的用語。「生藥」並不是生的，乃是乾燥製品。

世界各國的民間療法

在西方，也同樣存在著利用生藥的治療，稱為花草醫學。

從十八世紀到十九世紀，由於科學上的發現，科學性的現代醫學飛躍發展，而使花草醫學隱藏在其陰影中。

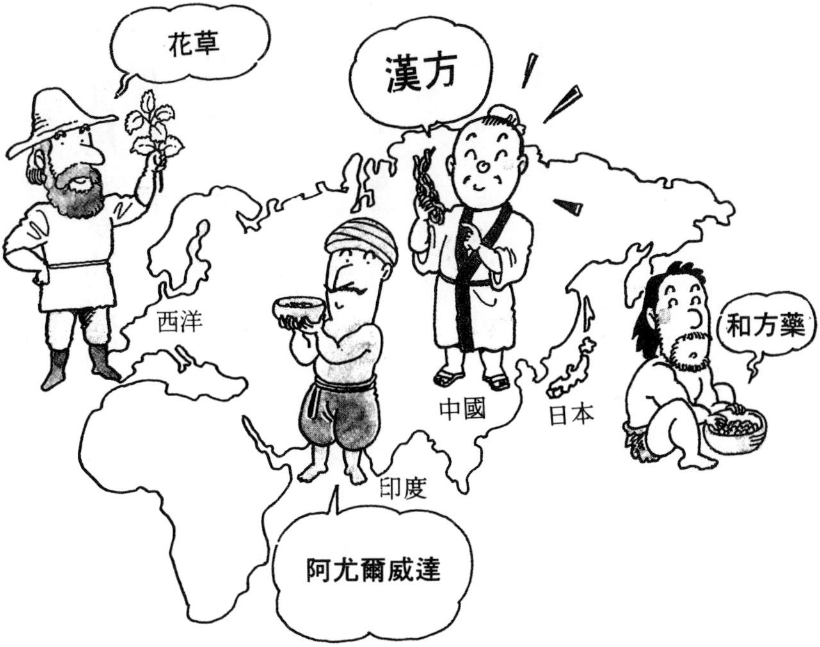

但是，在科學的發展上，也發現了花草中所含的對人體有效的科學物質。在印度，阿尤爾威達直譯為「生命的科學」，這種傳承醫學一直存在著。

中國醫學在古代傳到日本，那是漢朝的事情，因此命名為漢方。在漢方傳到日本之前，日本本土就已經有當成古代人智慧而進行的民間療法。但是漢方傳入以後，其又隱藏在漢方的陰影中，而將日本固有的藥物稱為「和方藥」。

例如，當藥、風露草、蕺草等，就是古代用法直接傳承下來的代表性和方藥。

日本江戶時代，西方醫學（蘭方）進入之前，說到醫學，指的就是漢方，漢方備受重視。

使用藥草的民間療法備受矚目的理由

合成藥品與漢方藥、民間藥的不同

藥草中具有一定的藥理效果，這是來自經驗與科學物質的發現而了解的。

所謂的合成藥品，就是抽出有效科學物質而製造出來的，在緊急或必須立即去除症狀時可以使用。在這一點上非常管用。

另一方面，漢方藥或民間藥的效果溫和，不具速效性，但是卻能夠改善成為疾病根本的體質，因此具有防治效果。

應該有效利用的健康茶

健康茶或花草茶並不是藥物，但是卻與民間藥相近。

因此，為了保持健康狀態，急性疾病要利用合成藥，若是要改善體質的疾病，則最好使用漢方藥。如果要創造不易罹病的體質，則要經常飲用健康茶。

合成藥與漢方藥，民間藥的不同

<table>
<tr><th></th><th>◀優　點▶</th><th>◀缺　點▶</th></tr>
<tr><td>合成藥</td><td>①抽出有效的科學物質
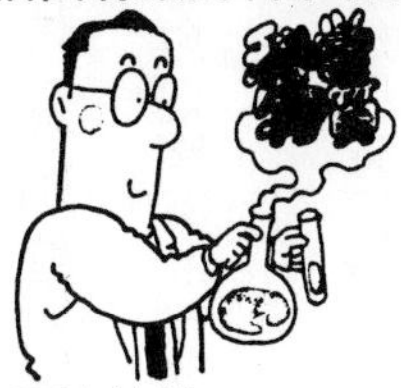
②具速效性
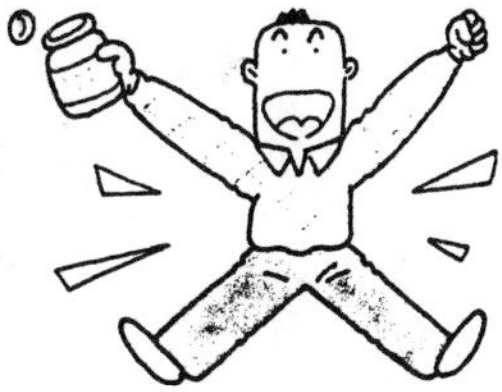</td><td>有副作用的問題
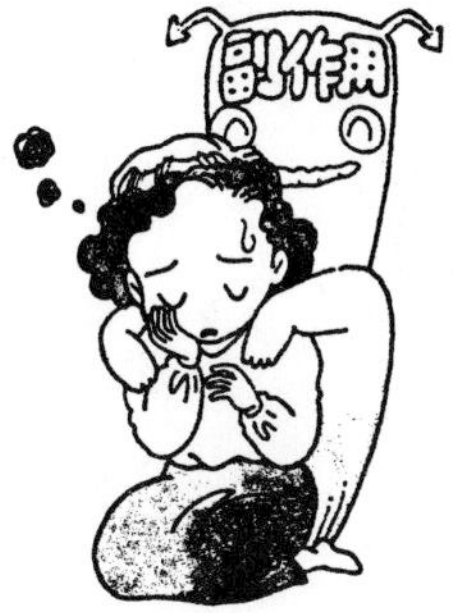
</td></tr>
<tr><td>漢方藥、民間藥</td><td>①利用自然成分
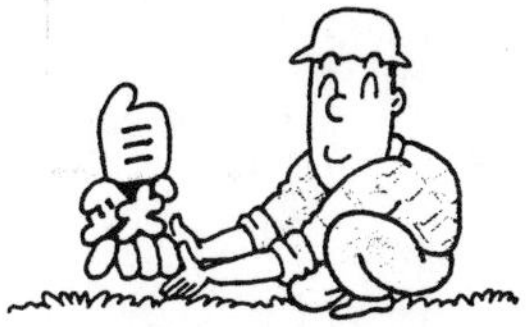

②作用溫和，能改善體質
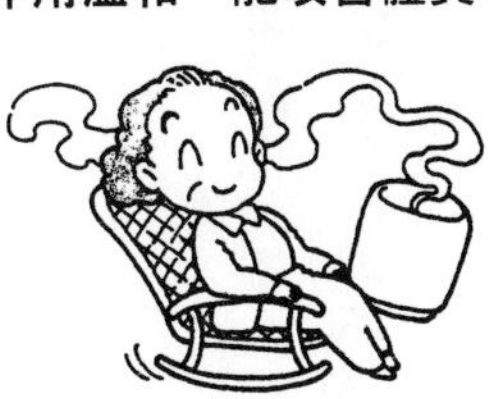</td><td>大多不具速效性
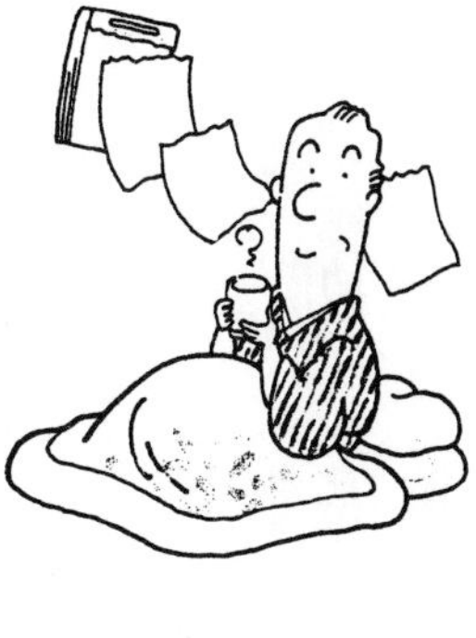</td></tr>
</table>

適合兒童的健康茶

從孩提時代開始飲用

平常最好以健康茶取代飲料，讓孩子飲用。

糖分較多的果汁是蛀牙的原因，也是肥胖的元凶。在肥胖的項目中會為各位詳述。

總之，嬰幼兒時代攝取過多的糖分，會使脂肪細胞增加。脂肪細胞一旦增加，就不易再減少了。

兒童的成人病，這是很奇怪的說法，不過，兒童時代就開始動脈硬化或出現糖尿病的例子，確實是日益增加。在便利商店，陳列著無數使用大量添加物的加工食品，也經常看到很多的兒童前往購買。碳酸飲料會阻礙成長期重要之鈣質的吸收，宜多注意。

為何要喝健康茶

健康茶中，像人參茶等是不適合兒童飲用的，但是，其他多半是嬰幼兒可經常飲用的健康茶。要補充嬰兒的水分，不要使用綠茶，而要給予稀釋的粗茶或白開水。因為綠茶中含有

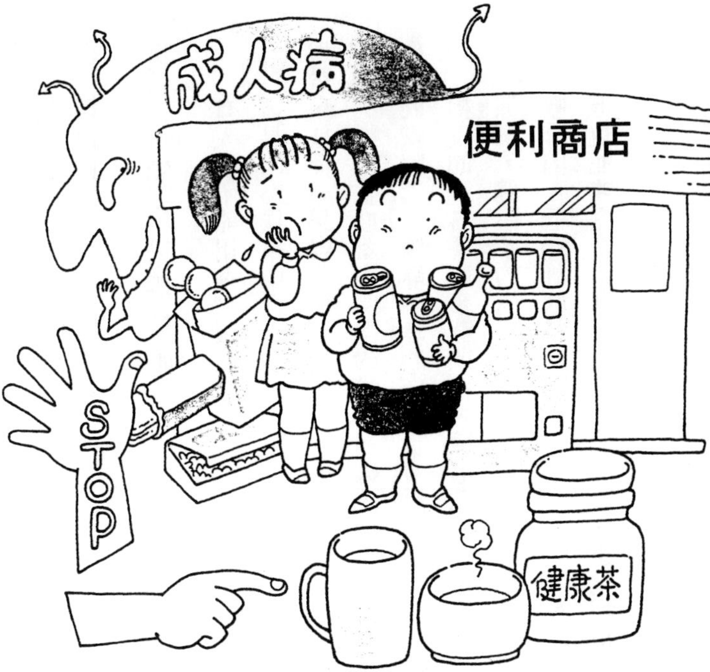

刺激性較強的咖啡因。

兒童的神經系統在成長過程當中，如果喝了含有咖啡因的咖啡或綠茶，會興奮得難以熟睡，同時也是造成夜尿的原因。

就這一點而言，健康茶在夏天最適合用來補充水分。避免太冰，才是飲用重點。一旦太冰，會阻礙新陳代謝，尤其會使脂肪的代謝不良。飲用溫度的標準是攝氏十五度。有如夏天時井水一般的溫度。

這也是啤酒喝起來最美味的溫度。據說甚至如果品嘗過攝氏十五度的啤酒以後，會更換品牌來飲用呢！

健康茶與藥

可用健康茶來服藥嗎？

有人說不能用茶來服藥。

這是因為綠茶中含有咖啡因及大量的鞣酸，它會與藥中的各種成分產生化學反應，減弱藥效，或使效果盡失所致。

例如，貧血藥中所含的鐵若與鞣酸結合，就會成為鞣酸鐵而喪失藥效。同樣的，抑制腦作用的安眠藥、鎮靜劑等的作用也會減弱。

相反的，各種興奮藥或精神賦活劑的作用會增強。

那麼，健康茶的情形又如何呢？健康茶是老少咸宜的飲料，這是因為大多數的健康茶都是無咖啡因、低鞣酸飲料。

但也並非完全不含鞣酸，因此，最好還是利用開水來服藥。

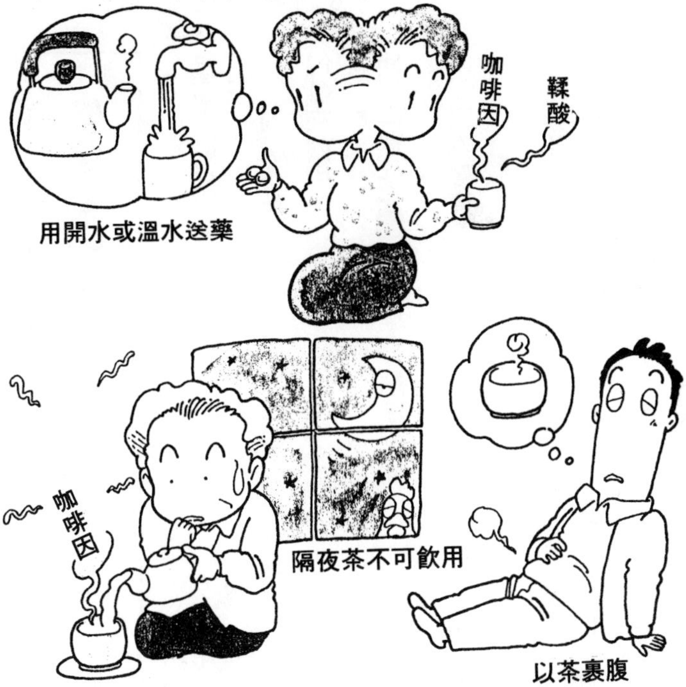
咖啡因
鞣酸
用開水或溫水送藥
咖啡因
隔夜茶不可飲用
以茶裹腹

茶的俗諺

自古以來日本人所熟悉的茶，有各種不同的俗諺，在此以科學的方式為各種實驗做檢證。

例如「以茶裹腹」，亦即喝茶能夠暫時耐餓。不過，較濃的綠茶會刺激胃，故空腹時避免飲用。粗茶、烤茶與多數的健康茶則沒有問題。

另外，也有「隔夜茶不可喝」的說法。理由是，隨著時間的消失，鞣酸會氧化，產生強烈的刺激性。

含有鞣酸的健康茶情形亦同，所以，任何健康基本上只要製作一日的份量，養成當天喝完的習慣。

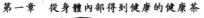

健康茶的禮儀

適量飲用

過猶不及。對身體好的東西不可拼命地喝，或作成太濃的茶，最好以適度的濃度、適度的量來飲用。

勿任意地建議他人飲用

因為健康茶能改善體調而建議他人飲用，此乃人之常情，不過，勿急切地慫恿他人飲用。

與他人共同分享自己的喜悅是很好的。告知作法或互相飲用，交換健康茶的情報，亦是一大樂事，然而要適可而止。只是交換情報尚可，但最好避免進行交易。

對於目前正在與疾病搏鬥的人來說，絕對不可任意地建議對方飲用健康茶。健康茶是為了使現在過得更健康而飲用之物，絕非藥物。

病患只飲用健康茶，仍可能心有不安。故不可不負責任地建議他人飲用。

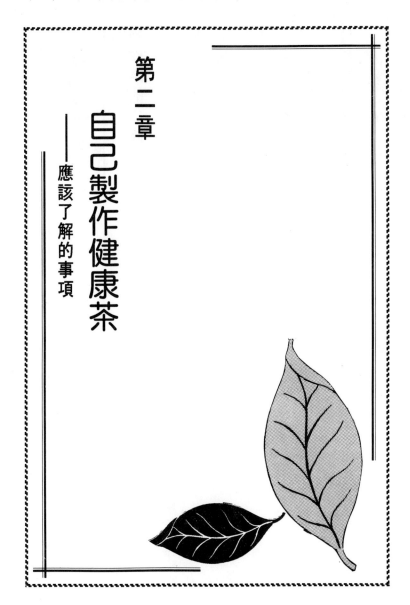

第二章　自己製作健康茶

——應該了解的事項

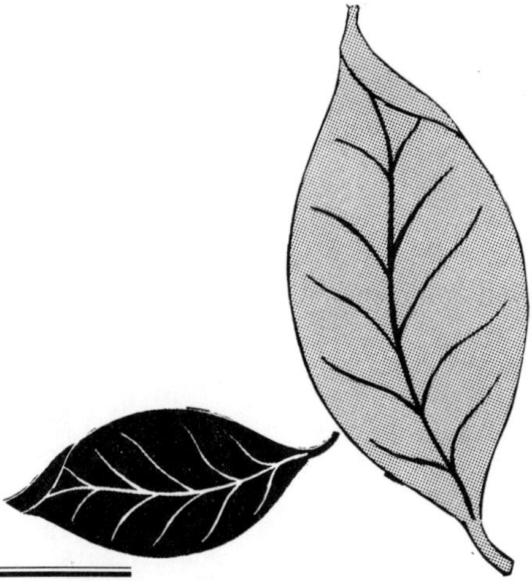

得到藥草的方法

製作時的手段

製作健康茶也是一大樂事。詳細的作法，在各項目中為各位說明。在此，為各位介紹一般的注意事項。

製作時，首先要得到自己想成健康茶的藥草材料。

其方法有以下三種：

①自己到山野採摘

②自己栽培

③到漢方藥店購買

兼具增進健康作用的採集藥草方法

本書所介紹的健康茶中，像原產於印度的匙羹藤茶、南美的巴拉圭茶、南非的紅藪茶等，生長於世界上有限地區，是自古以來傳承的不老長壽茶。

得到藥草的方法

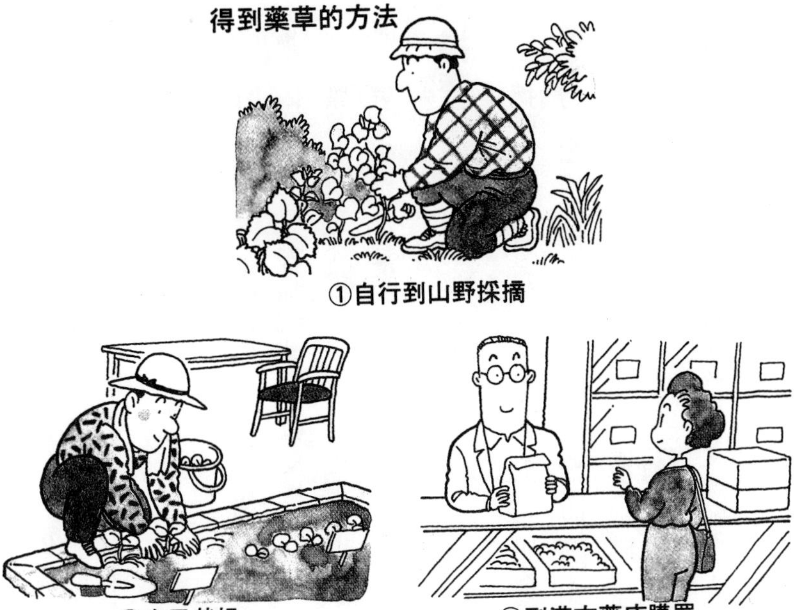

①自行到山野採摘　②自己栽培　③到漢方藥店購買

當然，在國內無法採摘到這些藥草，而必須要從藥店或健康食品店購買製品來使用。

除此之外，幾乎都是能在山野採到的藥草，因此可以兼具遠足的作用前往採摘。

對自己而言，這也是很好的健康法。

健康茶的材料中，像香菇、紫蘇等，可以在蔬果店或超市購買，不過，最好使用自然成長的作物。

又，若是要利用種子和苗自己培養，也是樂事一樁。自己培養既不必擔心農藥的問題，也可以隨時取用。

當然，如果忙碌不堪，則可以從藥店購買健康茶回來使用。

採藥草時的服裝與攜帶物

原則上穿長袖長褲

採摘藥草時，即使夏天，也要穿長袖衣服與長褲前往。因為草叢中有毒蟲，穿著這些衣物，同時也能防止有刺的植物刺傷皮膚。

當然，要選擇寬鬆、容易活動的衣物出門。

要穿著不會打滑的運動鞋，戴帽子，手上戴棉質手套。

攜帶物

攜帶物依採摘藥草的不同而有不同。如果是使用地上物全草，則要以小刀或剪刀、割草的鐮刀。如果要挖根，則要使用園藝用的鏟子或採摘植物用的挖根工具，較為方便。

如果要前往不熟悉的地方，則需要地圖、磁鐵，以及用來做記號的膠帶。

山上天氣多變，勿忘了攜帶雨具及防寒衣物。

放藥草的竹簍、紙袋、塑膠袋，或將藥草紮成束的橡皮筋，都是不可或缺之物。當藥草

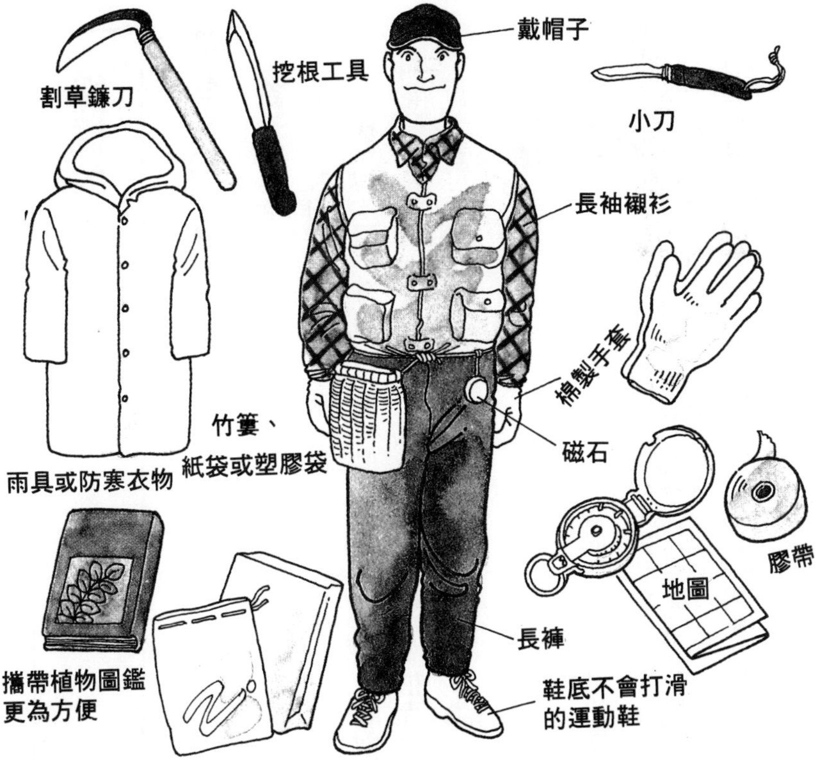
戴帽子
挖根工具
割草鐮刀
小刀
長袖襯衫
棉製手套
竹簍、
紙袋或塑膠袋
磁石
雨具或防寒衣物
膠帶
地圖
攜帶植物圖鑑
更為方便
長褲
鞋底不會打滑
的運動鞋

類放入不具通氣性的塑膠袋且長時間帶著走時，容易喪失藥效，故最好使用竹簍。如果不便，也可以放入紙袋，或利用報紙包住。

為了記得袋中的藥草名，最好使用標籤或墨水筆，配合必要來使用。

此外，像當藥或紫當藥等，外觀酷似，但是藥效截然不同。為了避免混淆，最好攜帶植物圖鑑前往。一邊調查生長在山間小徑上的植物名稱，一邊前進，也是一大樂事。

將行李放在登山背包中，趕緊出發吧！

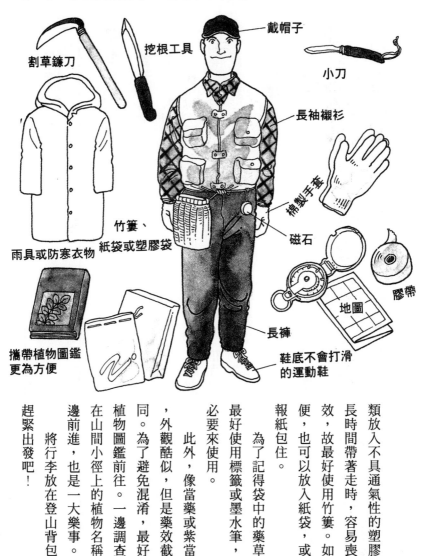

採摘的時期與場所

適合採摘的時期

同樣的藥草，在一年當中，有藥用含量最多的時期。可以參考本書中所介紹的各藥草採摘時期，一般的標準如左表所示。當然也會有一些差距。

依種類的不同，有的是極為類似的毒草。尤其在長葉的時期，更是難以分辨。而相反的，開花時期較易區別。如要利用全草時，最好選擇開花時期進行採摘。

初學者可從開花時期的植物開始來製作健康茶。

何處採摘較好

採摘場所，儘量選擇遠離田邊、車道或高爾夫球場的地方。在道路沿線，排放的廢棄物會使有毒物附著於植物上，而田邊或高爾夫球場，則可能會受到農藥的污染。

此外，在「禁止進入」的區域或私人所有地，則不可進入。

如果實在難以發現到適當的場所，則只好挑數樣整株帶回，種植在庭院或花盆中栽培。

採摘時期的標準

使用部份	採摘時期
全　草	開花時間
葉	發芽時期與開花時期前後
樹皮、枝	嫩葉時期
花	長出花蕊的時期
果　實	充分成熟要掉落的時期
種　子	完全成熟的時期
根	地上部枯萎或葉子掉落以後

不可採摘過量

以保護自然的觀點來看，除非是一年草或只有根具有藥效以外，否則不要連根採摘。

如果只割地上部的植物，則勿採摘群生的植物，生長再好的植物，也要盡可能以間拔的方式做廣範圍的採摘。

若是整株叢生的場合，則要留下半數的莖，不要因為生長茂盛而過量地採摘。

健康茶的作法

1 材料的清洗

採摘必要量以後，當天就要處理。

採自山野之物，當然要清洗；在庭院中採摘者，也可能會附著塵土、蟲類等。

帶回家以後，務必要用水清洗。

①用清水沖洗，不要使用洗劑。

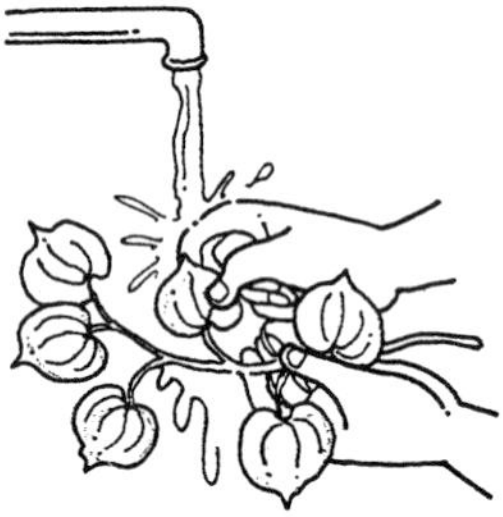

花粉容易掉落，故要整個放在水桶中清洗（或不洗）。

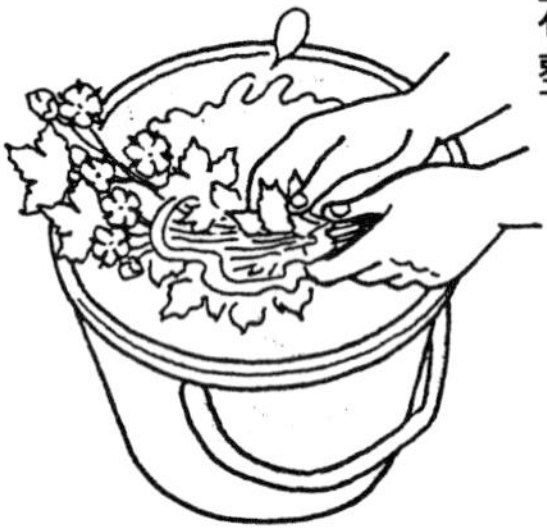

②充分瀝乾水分，否則會形成斑點，影響美觀。

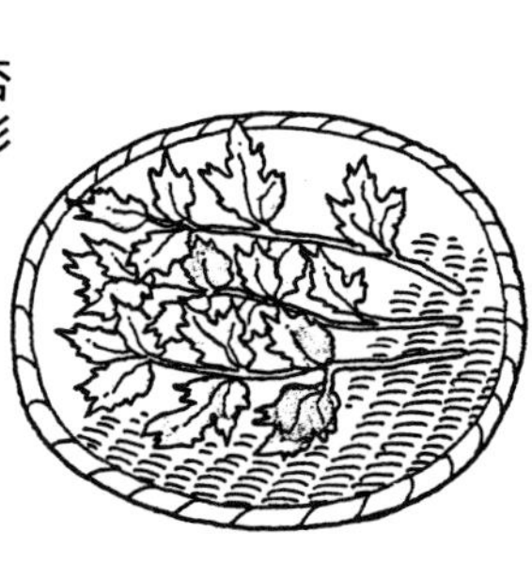

2 乾燥

利用葉、果實等部份的植物時，可以攤開在簍子上曬乾。如果使用全草時，則五～十根紮成一束，倒吊在走廊上。

乾燥法有以下三種，亦可併用太陽曬乾或陰乾的方法。

總之，一定要充分乾燥。

①太陽曬乾
直接置於陽光下曬乾。與陰乾相比，乾燥速度較快，但在太陽下山前必須要移入室內。

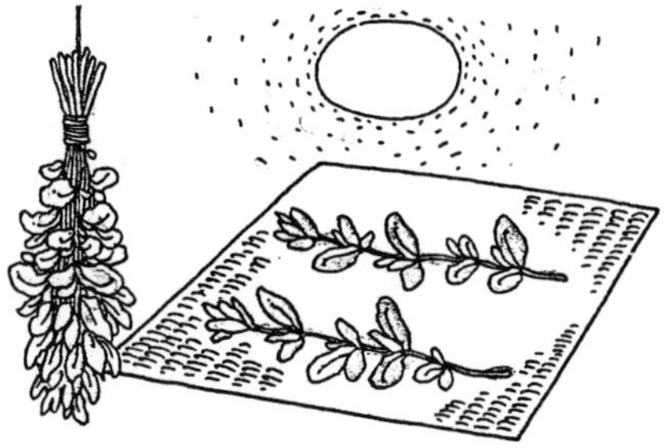

②陰乾
置於通風良好處使其乾燥，不可直接照射陽光。需要多花點時間，但顏色好看。

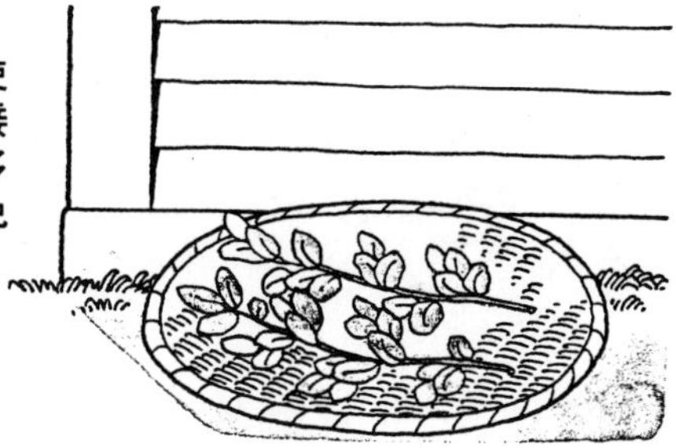

③熱乾燥
梅雨季節或久雨不晴時，利用微波爐或被爐使其乾燥。

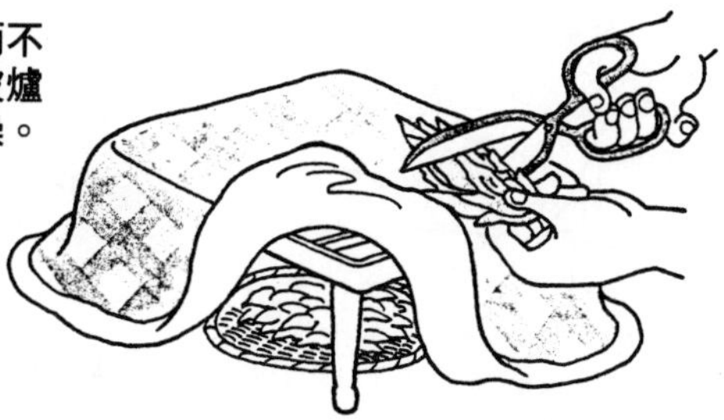

3 保存

充分乾燥以後，切成容易使用的大小即可保存。

有時不用切，以手搓揉以後再使用亦可。

重要的是，要注意生霉或長蟲的問題，保持充分乾燥的狀態。

保存期間至少為一年。

①剪碎

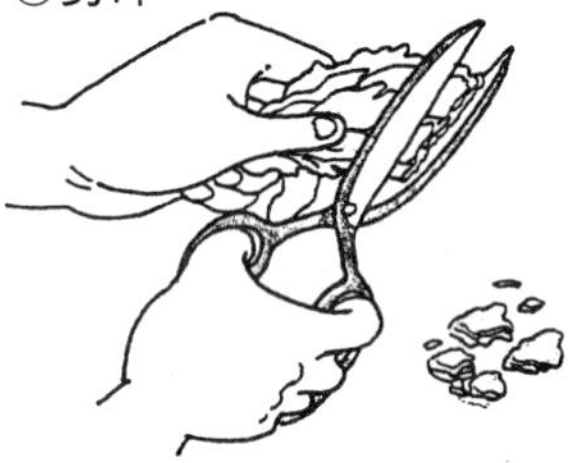

將花和葉子剪碎

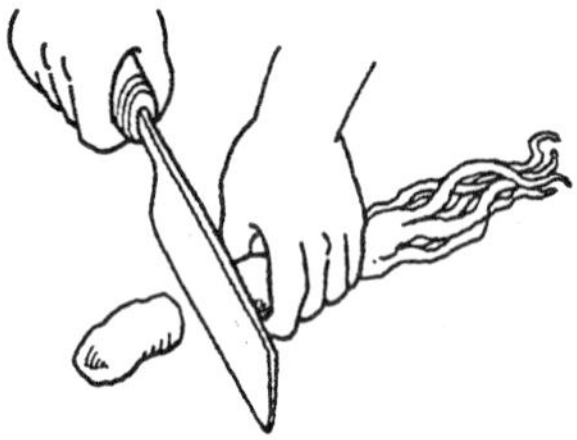

將樹皮、枝、根切成大塊

②保存

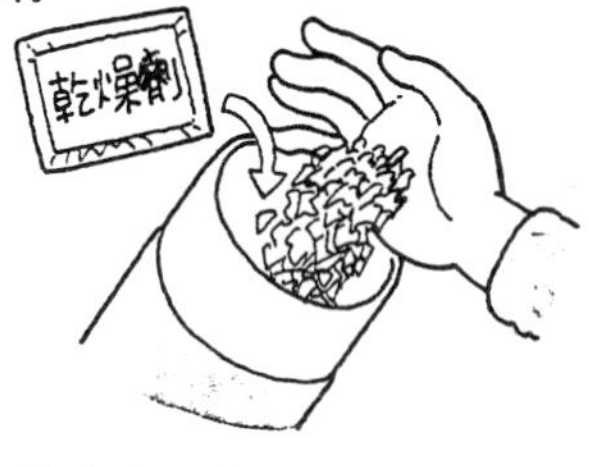

放在加入乾燥劑的罐內保存

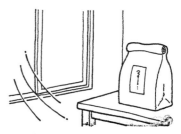

放在厚紙袋內置於通風良好處

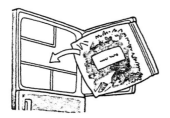

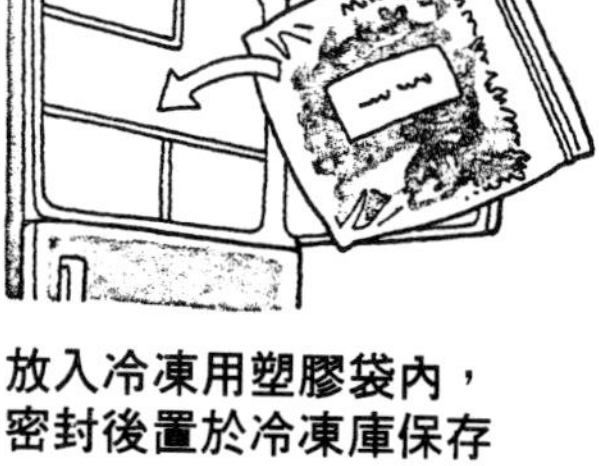

放入冷凍用塑膠袋內，
密封後置於冷凍庫保存

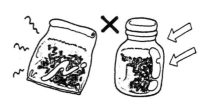

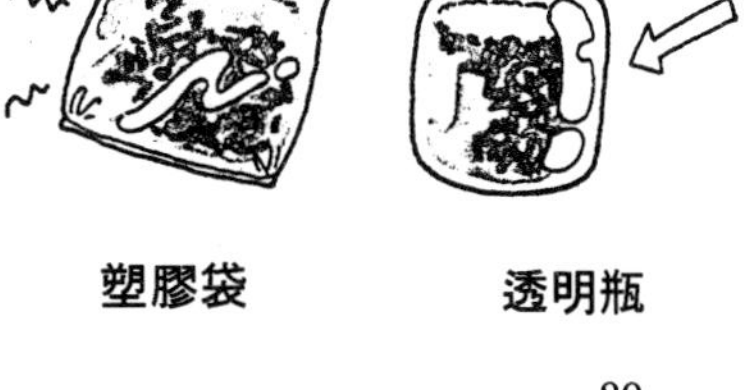

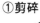

塑膠袋　透明瓶

4 飲用法

健康茶能長期飲用，從根本上改善體質虛弱的部份，同時能夠預防疾病。

既然是每天飲用的東西，當然，自己覺得最美味的飲用法，才是能夠長久持續飲用的秘訣。

一般而言，有如下的飲用方式。

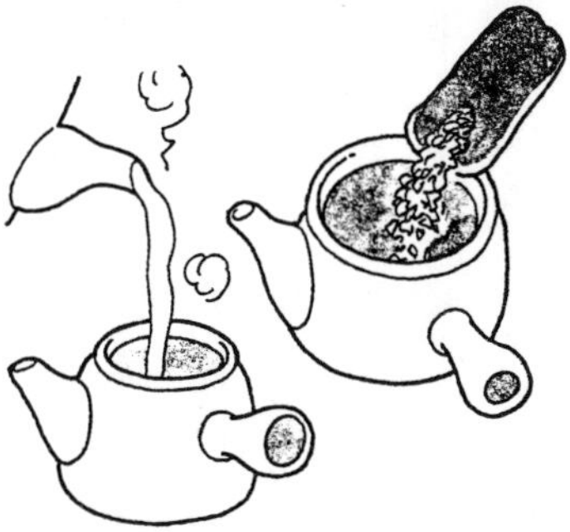

①如平常泡茶一般，將茶葉放在茶壺內，然後注入開水，擱置片刻即可飲用。

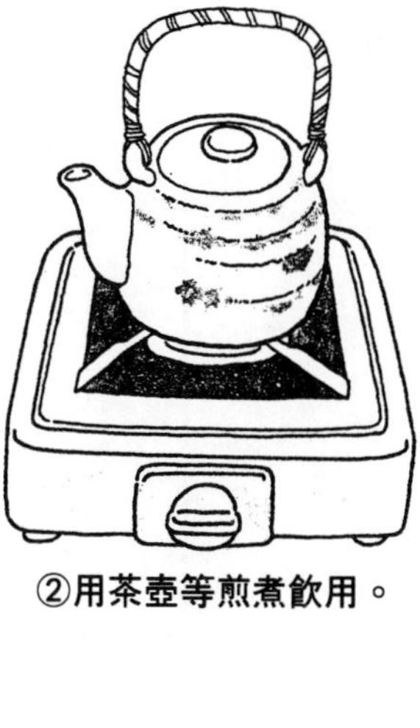

②用茶壺等煎煮飲用。

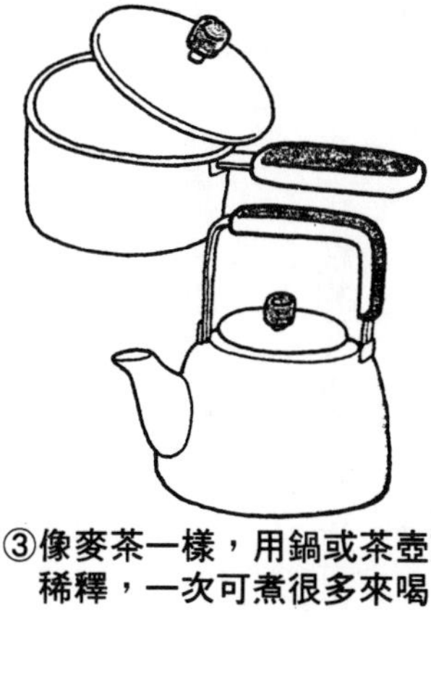

③像麥茶一樣，用鍋或茶壺煎煮稀釋，一次可煮很多來喝。

飲用健康茶的重點

以何種方法飲用較好

參考前頁的插圖和文章，配合各種症狀與目的，在飲用法上下工夫。

例如，有下痢傾向時，使用③的作法而大量飲用，那就行不通了。反之，容易罹患膀胱炎或腎臟病的復原期，則最好選擇利尿效果較佳的健康茶。

另外，感冒或下痢時，務必要等溫熱之後再使用。

想吐時，可以飲用少量冰涼的健康茶。

此外，健康的材料為葉或花時，則還可以採①的飲用法。若利用根、小枝、樹皮、種子時，則光是倒入熱開水，很難抽出成分。這時最好採②的飲用法。

市售茶包似的健康茶，多半呈粉末狀。如此細的東西，即使是利用根的部份製作，亦可採①的飲用法。

要利用①～③的哪一種方法呢?那就必須考慮想要改善的症狀或容易飲用的問題，才能加以決定。

各種飲用法的重點

利用①飲用時的重點，就是**不論茶的種類如何，開水必須煮三分鐘左右**，如此才能去除自來水的氯臭。

健康茶所使用的水，以軟水為佳。但是有人認為富合鈣、鎂的水「硬度較高」，效果較好，硬度較高的礦泉水等，很難沖泡出美味的綠茶。

②的方法則**具有較濃的藥效成分，請參照各項目所寫的一日（一次）的份量來使用**。以下所述供各位作為參考。抓一把茶，約為十公克。煎煮量依藥草的種類和症狀、體質等的不同而有差異。不過，標準是乾燥葉十～二十公克，生葉則為其四～五倍。如使用鐵製品或銅製品，則會引起化學變化，改變成分，故最好使用茶壺或土鍋、耐熱玻璃壺等。

通常將四〇〇～六〇〇cc煎煮到半量即可。從水開始煮健康茶時，用小火煎煮，耐心地煎煮四十～五十分鐘。熄火後，用濾茶器、紗布等過濾殘渣。如果不予理會，則浸出的成分可能會被殘渣吸收。

柿葉茶等長時間煎煮會破壞其有效成分，這時使用①或③的方法，將茶葉放入開水中，然後熄火，稍過片刻再過濾放入茶壺中即可。

總之，**當天作的健康茶要當天喝完**。

西方的健康茶、花草茶

享受香氣之樂的花草茶

本書中列舉的西洋甘菊茶或雛菊茶等等，就是西方自古以來所利用的藥草茶、花草茶。花草茶又稱香茶，首重香氣。近年來，像芳香療法等具有鎮靜神經效果的芳香藥草的香氣，能夠消除壓力、治療身心症，在國內備受矚目。

據說，茉莉花香氣所具提高情緒的效果，比咖啡高出二倍，像薰衣草的香氣具有鎮靜效果等，都是經由實驗資料證明的事實。

由這意義來看，花草茶也可算是西方的健康茶。在西方，隨著歷史的演變，花草療法已逐漸具有某種程度的體系化。

國內的健康茶，是以漢方藥的煎煮方式為標準來使用；花草茶則是採用浸出方式，原則上只需沖泡熱開水飲用即可。

此外，使用生葉的新鮮花草茶，也廣為流行。

花草茶的泡法

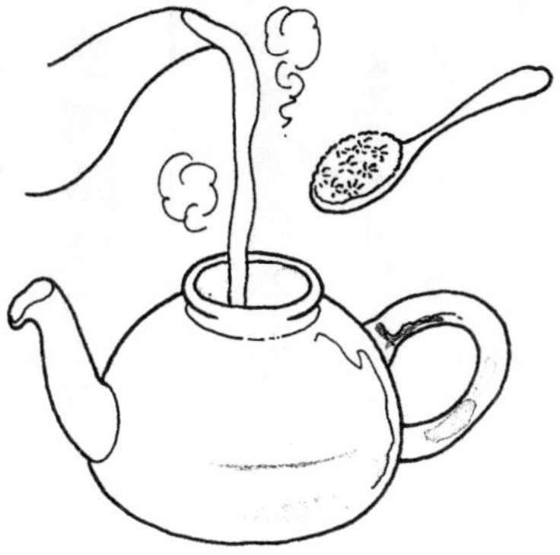

①使用陶瓷器或玻璃製的壺放入茶葉（以一人份為例，乾燥葉為1小匙，新鮮花草為3小匙），再注入200cc開水。

②悶5分鐘
這時，可用泡紅茶時用的布製茶罩蓋著。

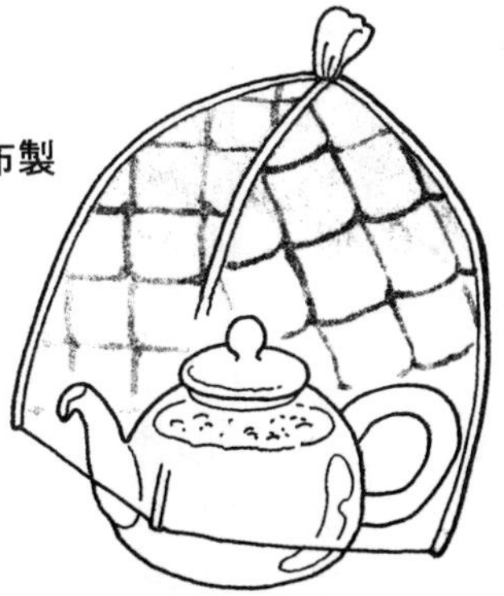

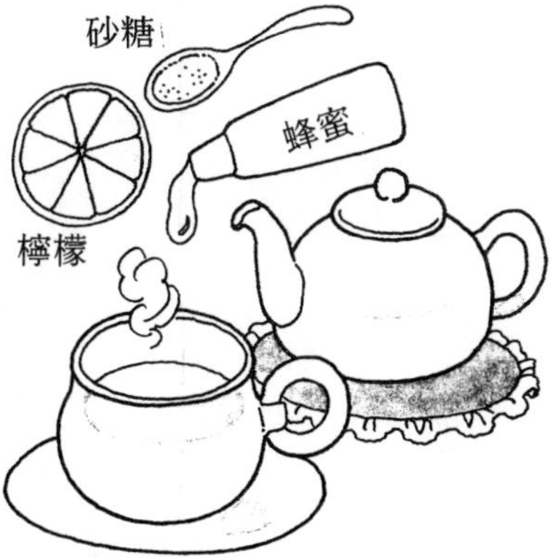

③溫熱時倒在杯中飲用，也可依個人喜好加入檸檬、蜂蜜、砂糖等。

飲用時間與分量的標準

適量範圍因人而異

健康茶並非醫藥品，故沒有嚴格限定一天要飲用多少cc分量的必要。

基本上，想喝的時候隨時都可以喝。但，太濃的健康茶絕對不可喝得太多。在飲用量和濃度方面，持續飲用時可以決定適合自己的分量。

基本的飲用時間

有關飲用的時間，並沒有嚴格的限制。不過，健康茶若依目的和種類不同而調整飲用時間，則較容易產生效果。稍後將會針對這類健康茶的標準飲用時間加以註明，以供讀者作為參考。飲用時間大致可分以下情形：

飯前　（飯前三十分鐘～一小時前）

兩餐之間　（兩餐之間，約為飯後三小時左右）

飯後　（飯後三十分鐘後）

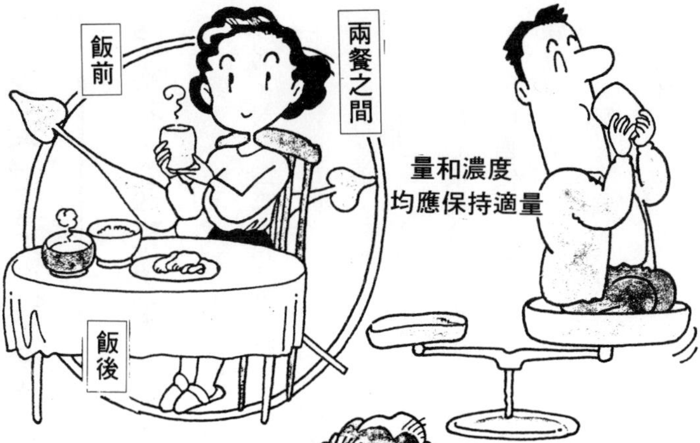
飯前
兩餐之間
飯後
量和濃度
均應保持適量

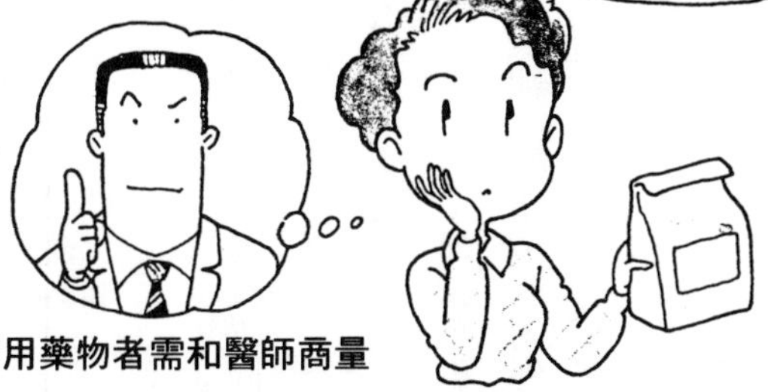
服用藥物者需和醫師商量

服用藥物者的注意事項

目前正接受治療、服用治療藥物的人，必須事先和醫師商量。

例如，因貧血而服用造血劑的人，服藥後數小時內不可喝茶。這是因為，綠茶成分鞣酸會使鐵的吸收不良所致。

因此，在服用藥物時必須特別注意這些問題。

有關鐵分的吸收，根據瑞典的賀爾巴格博士的實驗報告指出，漢堡和咖啡一併攝取時，會使鐵分的吸收抑制三十五%；如果改為紅茶，則抑制比率達六十二%。

享受混合健康茶之樂

使濃茶喝起來更美味的工夫

健康茶除了藥效不同以外，味道和香氣也各有不同，例如，蕺草茶喝起來帶有澀味，蕎麥茶、薏米茶等喝起來則有粗茶的感覺。

較難飲用的茶，可以先在煎鍋或素燒土鍋中烤過，如此可以增進其香氣且易於飲用。此外，混入三分之一的烤茶或糙米茶時，喝起來更加美味。

配合想要改善的症狀，可以將幾種不同藥效的茶混在一起，作成適合自己的健康茶。原則上最好等量混合，但也可以將藥效較強的健康茶多放入一些來飲用。

以市售健康茶的成分來看，雖然名為「蕺草茶」「艾草茶」「枸杞茶」，但多半混合了好幾種藥草。

這麼做主要是基於提高藥效，易於飲用等目的。

第三章
症狀別健康茶飲用法

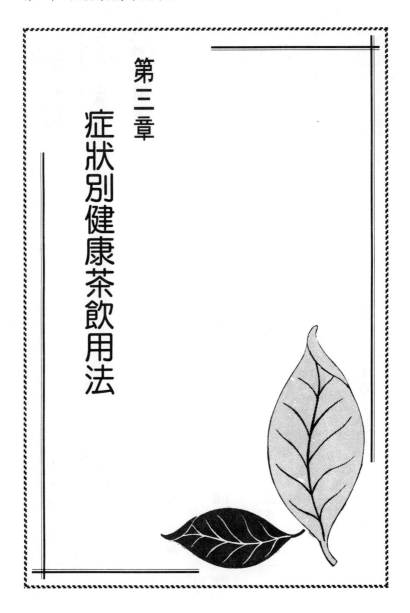

高血壓

幾乎沒有自覺症狀

何謂高血壓？

血壓是健康的指標，因此做健康檢查時一定會測量血壓。瞭解自己的血壓，是健康管理的重點。

世界衛生組織（WHO）對血壓有以下的規定。

血壓不論是最高或最低，都必須維持在正常範圍內。例如，最高血壓在一三九以下，最低血壓為九五時，即視為高血壓。反之，最低血壓為八九，但最高血壓超過規定，同樣視為

	最高血壓	最低血壓
高血壓	160以上	95以上
最高血壓	140～159	90～94
正常血壓	139以下	89以下
低血壓	100以下	60以下

根據WHO的標準

建議健康茶

昆布茶
松葉茶

其他建議健康茶

明日葉茶（P56）
蘆薈茶（P73）
銀杏葉茶（P204）
烏龍茶（P178）
柿葉茶（P141）
河原決明茶（P94）
芭樂茶（P62）
蕺草茶（P102）

高血壓。

換言之，最高血壓、最低血壓中任何一種超出規定數值時，即視為高血壓。

高血壓症是以無症狀方式進行

提到血壓，大部份的人都很關心最高血壓，其實更需要注意的是最低血壓上升時。當其數值超過九〇時，可能在細小的血管引起動脈硬化症。

此外，血壓與年齡有關。以年輕人為例，最高一四〇，最低九〇時視為高血壓。根據日本厚生省（衛生署）的調查，日本罹患高血壓性疾病的患者，約有六四〇萬人（一九九三年）。

高血壓症幾乎沒有自覺症狀。如果放任不管，將會加重血管的負擔而引起動脈硬化症。這個狀態再進行下去，血液循環將會產生障礙，成為引起腦中風、狹心症、心肌梗塞、腎臟病、尿毒症等疾病的主因。

因此，定期測量血壓，平時即注意健康管理可說十分重要。

高血壓症具有某種程度的遺傳要素，家族中高血壓症較多的人，必須特別注意。

另外，鹽分攝取過多或肥胖、鉀與鈣不足、煙酒過量等，都是導致高血壓的原因之一。

高血壓

昆布茶

藥用部份（生藥名）

其它效果

★防止老化
★便秘
★強壯
★美髮

降血壓的昆布茶

這裡所說的昆布茶，是利用一般家庭煮湯用的昆布作成的茶。

昆布的甘味成分中氨基酸中的昆布氨酸物質，具有降血壓的作用。

此外，礦物質中的鈣質含量豐富、鉀的含量更為鈉的二倍半，是高血壓症患者應該每天攝取的食品。不過，經過加工的昆布卷和佃煮中含有太多鹽分，並不適合高血壓症患者。

昆布中所含的主要營養素

甘露醇、精氨酸、半乳聚糖、胱氨酸、谷氨酸、賴氨酸、天門冬氨酸、甘氨酸、丙氨酸、腺嘌呤、不飽和脂肪酸、維他命A、維他命D、礦物質、碘

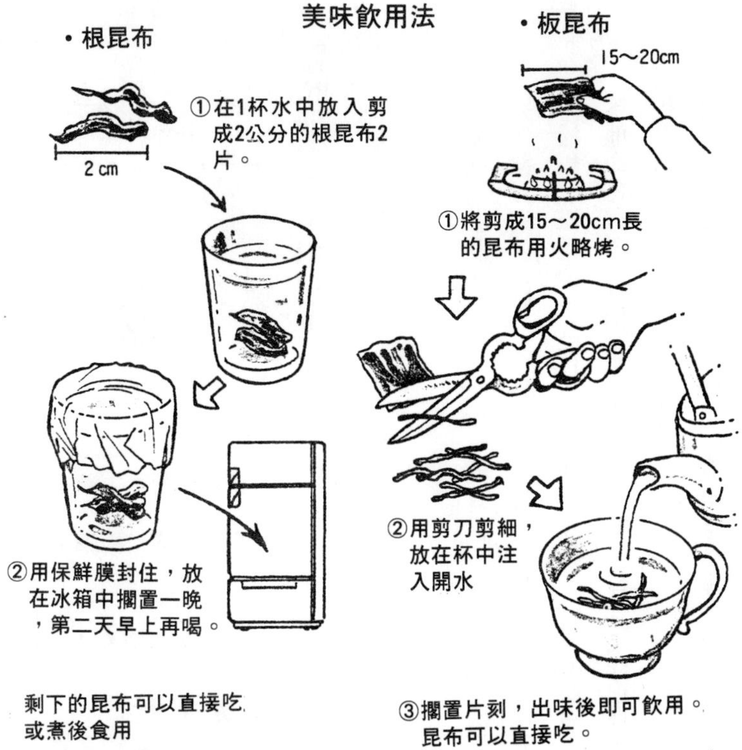
美味飲用法
•根昆布
①在1杯水中放入剪成2公分的根昆布2片。
2 cm
②用保鮮膜封住，放在冰箱中擱置一晚，第二天早上再喝。
剩下的昆布可以直接吃或煮後食用
•板昆布
15～20cm
①將剪成15～20cm長的昆布用火略烤。
②用剪刀剪細，放在杯中注入開水
③擱置片刻，出味後即可飲用。昆布可以直接吃。

昆布中所含的碘，能使甲狀腺荷爾蒙的分泌旺盛，調整心臟、血管活動和體溫的調節機能，具有促進體內新陳代謝的作用，故能防止老化、發揮美容效果。

另外還含有大量纖維質和藻酸，可使腸的功能旺盛，有效地防止便秘。昆布茶自古即被視為強壯劑，同時還具有美髮效果。

美味飲用法

昆布包括板昆布、根昆布等，使用任何一種皆可。方法包括用開水浸泡萃取劑或浸泡於水中等等，可配合季節和個人喜好來嘗試。

高血壓

松葉茶

藥用部份（生藥名）

葉、樹脂（松脂）

其它效果

★強壯
★失眠

外用（松脂）

★肩膀酸痛
★肌肉酸痛
★皸裂

預防腦中風和心肌梗塞

松葉自古以來即用於漢方處方中，也是廣泛使用的民間藥。在『本草綱目』中有以下的記載：

「服松可強壯、固齒、治瘡、明耳目，久服可收身輕、不老延年之效。」

另外還提到：「對中風（腦中風後出現的手腳或半身痲痺等疾病）、心臟及腦都很好。」

赤松和黑松葉中，含有龍腦等精油成分，以及維他命A、C、槲皮黃酮等有效成分。

維他命C和槲皮黃酮能夠強化血管壁，有效地作用於動脈硬化等疾病，對預防腦中風和心肌梗塞有效。

對於腦中風的後遺症，如手腳或半身痲痺等也具有改善效果。

自製方法與美味飲用法

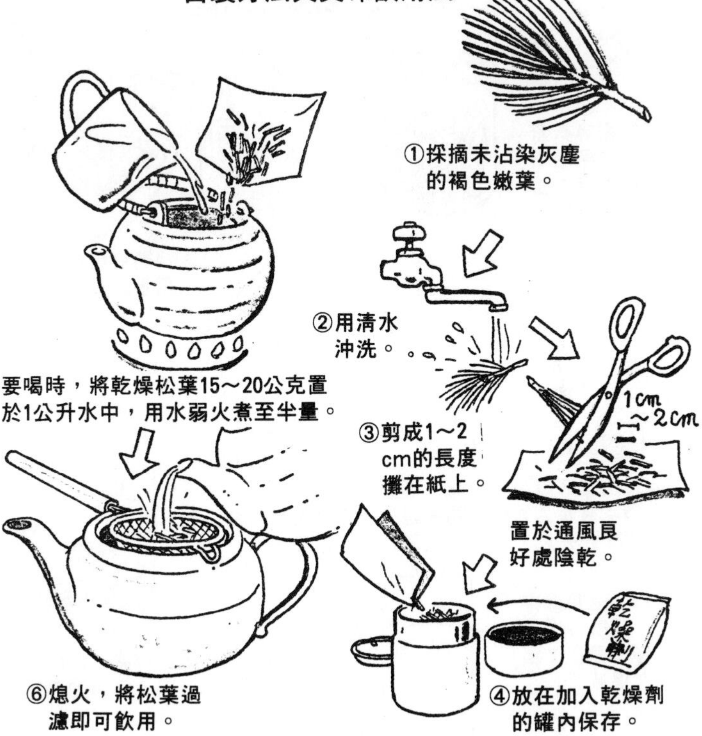
①採摘未沾染灰塵
的褐色嫩葉。
②用清水
沖洗。
③剪成1～2
cm的長度
攤在紙上。
1cm
～2cm
置於通風良
好處陰乾。
④放在加入乾燥劑
的罐內保存。
乾燥劑
⑤要喝時，將乾燥松葉15～20公克置
於1公升水中，用水弱火煮至半量。
⑥熄火，將松葉過
濾即可飲用。

根據『本草綱目』的記載：「對於三年的中風，將松葉一斤切細，以一斗酒煮至三升後頓服，出汗後即可痊癒。」

自製法和美味飲用法

中國松與日本的赤松極為類似，但最好使用赤松。如果沒有赤松，使用黑松亦可。

因為屬於常綠樹，故一整年均可採摘得到，但應儘可能使用嫩葉。

松葉取得不易時，可使用市售的膠囊狀松葉萃取劑或松葉茶。

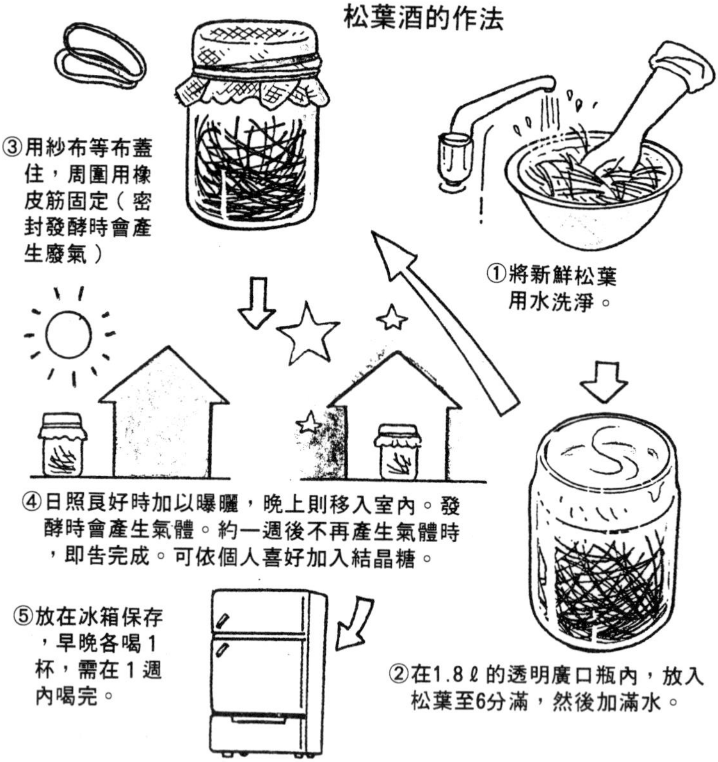
松葉酒的作法
①將新鮮松葉用水洗淨。
②在1.8ℓ的透明廣口瓶內，放入松葉至6分滿，然後加滿水。
③用紗布等布蓋住，周圍用橡皮筋固定（密封發酵時會產生廢氣）
④日照良好時加以曝曬，晚上則移入室內。發酵時會產生氣體。約一週後不再產生氣體時，即告完成。可依個人喜好加入結晶糖。
⑤放在冰箱保存，早晚各喝1杯，需在1週內喝完。

不老長壽的妙藥

松葉具有強壯作用，被視為不老長壽的妙藥，飲用松葉茶可以睡得很好。

松子在中國又稱「長生果」，據說長時間持續服用可成仙，因而備受重視。具有滋養強壯作用，最適合病後體力衰退或瘦弱、氣力衰退的人服用。

松脂具有藥用效果。欲治療肩膀酸痛、肌肉疼痛時，只需將溫熱的松脂塗抹於和紙上，然後貼於患部即可。

此外，溫熱的松脂對於皸裂的傷口也有效。

松葉汁的作法

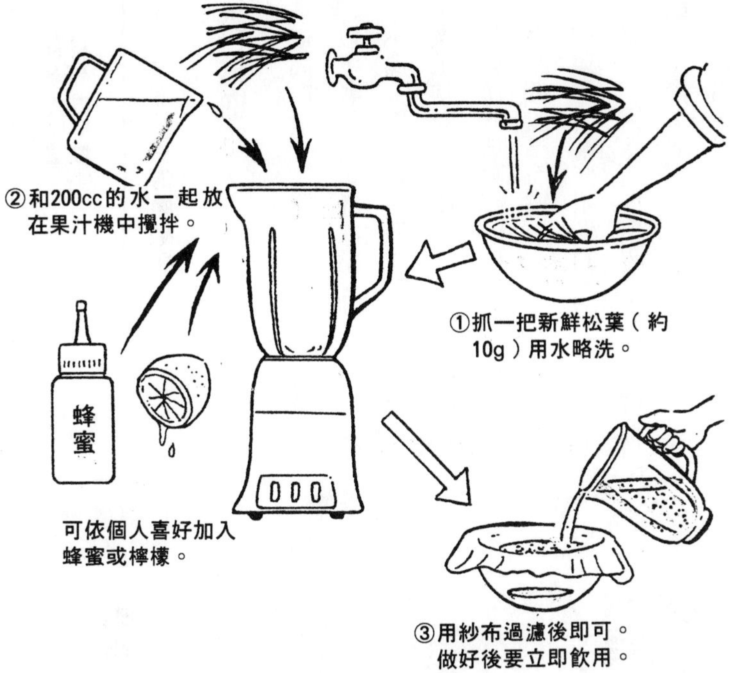
②和200cc的水一起放
在果汁機中攪拌。
①抓一把新鮮松葉（約
10g）用水略洗。
蜂
蜜
000
可依個人喜好加入
蜂蜜或檸檬。
③用紗布過濾後即可。
做好後要立即飲用。

松脂可以由刮傷樹幹取得或到中藥店購買。

松葉酒與松葉果汁

松葉酒是『本草綱目』中記載的著名藥酒。雖說是酒，但其中並未使用酒精類，為獨特的藥酒。

盡可能使用新鮮松葉，萬一無法取得，可用燒酒來製造松葉酒較能持久。

松葉在各地均有生長，一整年都可以採摘松葉。如果家中庭院或附近就有松樹，可將新鮮松葉製成果汁飲用。

低血壓

手腳冰冷症伴隨胃腸毛病

何謂低血壓？

最高血壓一〇〇以下，最低血壓六〇以下者，稱為低血壓。

不過，年輕時的低血壓在中年時恢復為正常血壓，或是一直保持低血壓，但健康狀態良好的情形並不少，故不必為低血壓而擔心。

如果是因某些明顯的原因而致血壓偏低，或因疾病而出現某些症狀時，則必須接受治療。

自覺症狀包括：身體倦怠、容易

低血壓的自覺症狀

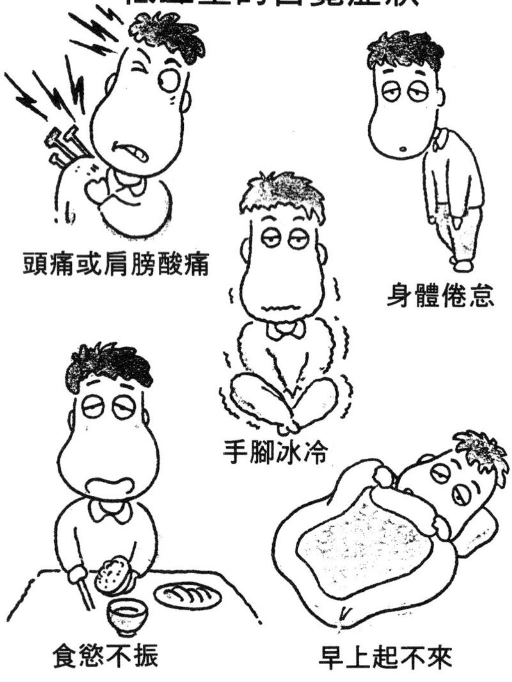
頭痛或肩膀酸痛
身體倦怠
手腳冰冷
食慾不振
早上起不來

建議健康茶

蝦夷五加茶

其他建議健康茶

蘆薈茶（P73）
枸杞茶（P193）
蜂露茶（P78）
蕺草茶（P102）
杜仲茶（P172）
巴拉圭茶（P176）
艾草茶（P199）

疲倦、手腳冰冷、頭痛、肩膀酸痛、早上不容易起床、不易熟睡、便秘、食慾不振等等。

低血壓症患者，通常會有手腳冰冷症伴隨胃腸毛病的症狀出現。不好消化或會使身體發冷的食物，應儘量避免食用。

平常注意事項

身體沒什麽不好，但平常血壓偏低、缺乏元氣的人，首先必須採行能夠促進血液循環、增強體力的飲食生活。

同時還必須配合各種症狀，一併飲用健康茶。例如，有便秘傾向即飲用蕺草茶、胃腸較弱則飲用蘆薈茶，欲調整全身狀況，使血壓穩定則飲用枸杞茶，可多方面嘗試，以找出適合自己身體的健康茶，很有耐心地持續飲用。

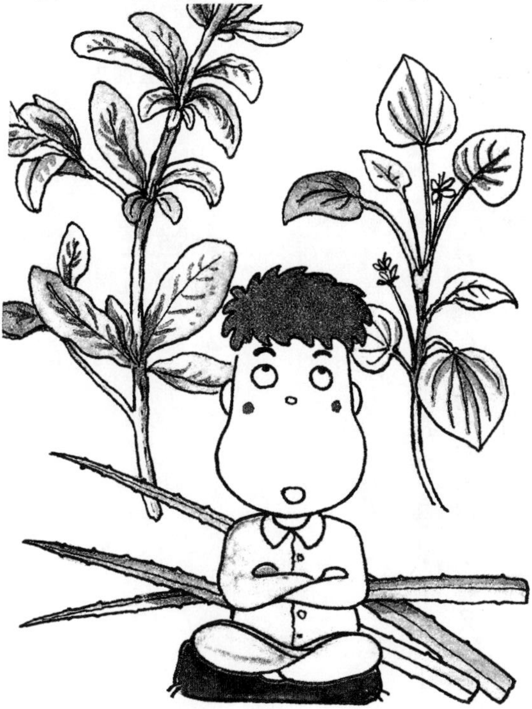

低血壓

蝦夷五加茶

藥用部份（生藥名）

根皮（五加皮）

其它效果

★強壯
★強精
★手腳冰冷症

增強體力、改善低血壓

能夠改善低血壓的健康茶很多，其中蝦夷五加茶又具有增強體力的效果。

蝦夷五加是自生於日本北海道東部、中國北部、北韓等地的落葉灌木，每年八月新枝上會附著很多小花，到了十月則會結成黑色果實。因為主要產地在蝦夷（北海道），故又稱為「蝦夷五加」。根據中國文獻記載，由於葉子是五片一起生長出來，因此稱為「五加」。

當藥物使用的是其根皮部份。「五加皮」酒就是用五加皮、當歸和陳皮加高粱酒浸泡而成，是具有強壯、消除疲勞等效果的著名藥酒。

蝦夷五加和高麗人蔘一樣，含有皂角苷，具強精、強壯等作用，適用於手冰冷症及病後的體力恢復。

飲用法與五加皮酒的作法

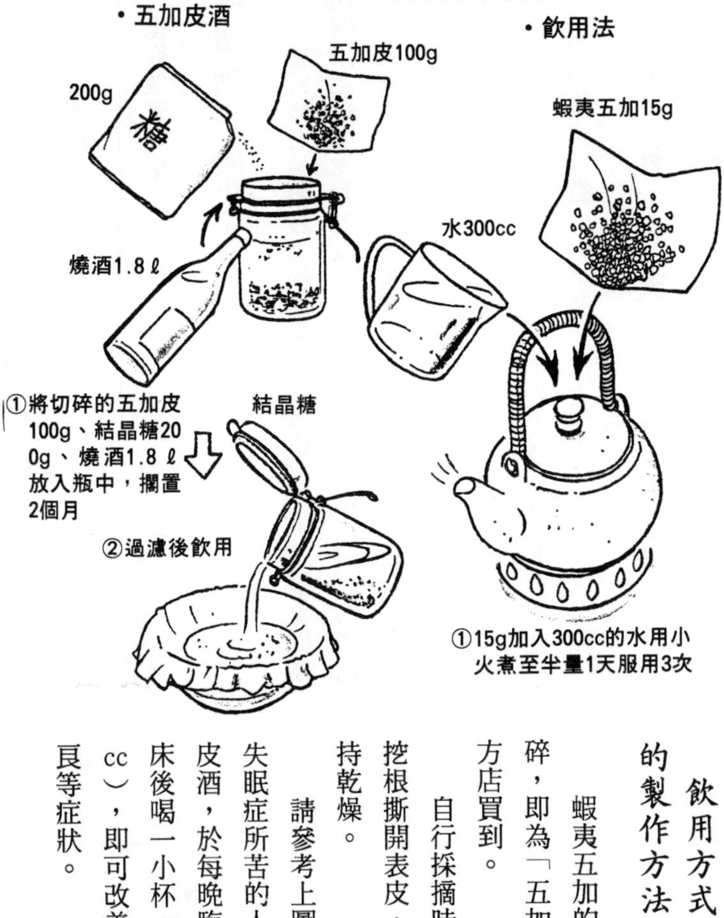
・五加皮酒
五加皮100g
200g
糖
燒酒1.8ℓ
①將切碎的五加皮100g、結晶糖200g、燒酒1.8ℓ放入瓶中，擱置2個月
結晶糖
②過濾後飲用
・飲用法
蝦夷五加15g
水300cc
①15g加入300cc的水用小火煮至半量1天服用3次

飲用方式與五加皮酒的製作方法

蝦夷五加的根皮曬乾後切碎，即為「五加皮」，可在漢方店買到。

自行採摘時，必須在夏天挖根撕開表皮，用水清洗後保持乾燥。

請參考上圖煎煮飲用。為失眠症所苦的人，可自製五加皮酒，於每晚臨睡前和早上起床後喝一小杯（二十cc～三十cc），即可改善失眠和起臥不艮等症狀。

動脈硬化

建議
健康茶

明日葉茶
蕎麥茶

其　他
建議健康茶

蘆薈茶（P73）
烏龍茶（P178）
柿葉茶（P141）
芭樂茶（P62）
枸杞茶（P193）
昆布茶（P42）
香菇茶（P168）
戟草茶（P102）
巴拉圭茶（P176）
艾草茶（P199）

老化從血管開始

何謂動脈硬化？

血液以心臟為起點輸送到身體各個部位，透過動脈運送氧和營養分，透過靜脈吸收二氧化碳和老舊廢物並加以處理。如果心臟是送出血液的唧筒，那麼血管就是管道。

血管原本如橡皮一般富於彈力。加諸於血管壁的壓力，稱為血壓。

動脈硬化就是動脈血管內側有膽固醇、石灰質等附著，以致血管喪失彈力、變得脆弱、狹窄的狀態。

一旦引起動脈硬化，心臟唧筒的壓力就會升高以輸送血液。壓力升高時，脆弱的管道壁無法忍受而告破裂。如果發生在腦部，就會引起腦出血或蛛網膜下出血，可能危及性命。

五人中就有一人出現動脈硬化症狀！？

目前，據說每五名成人之中，就有一人出現動脈硬化症狀。根據報告，隨著飲食生活的歐美化，動脈硬化早在兒童時期就已經開始進行了。由此可知，動脈硬化並不只是單純的身體老化現象而已。

動脈硬化的原因當中，最常見的高血壓症、高脂血症、抽菸等三大危險因子。其它還包括偏頗的飲食生活、壓力、運動不足、遺傳體質等等。

所謂高脂血症，是指血液中的膽固醇或中性脂肪等脂質異常高的狀態。膽固醇值較高的人，應避免攝取過多動物性脂肪，而以植物油來代替。

備受矚目的好膽固醇

近來，ＥＰＡ（二十碳五烯酸）與ＤＨＡ（二十二碳六烯酸）等脂肪酸，因為是屬於含有好膽固醇的魚脂而備受矚目。ＥＰＡ和ＤＨＡ在鮪魚、沙丁魚中含量豐富。ＥＰＡ和ＤＨＡ能夠減少壞膽固醇，使血液循環順暢，對動脈硬化症和血栓症頗具效果。

ＥＰＡ還具有擴張血管，使血壓下降的作用。

中性脂肪較高的人，注意穀類、砂糖、點心類、酒等不可攝取過多。

此外，維他命Ｃ、Ｅ可防止能促進動脈硬化的過氧化脂質的產生，食物纖維則具有抑制膽固醇吸收的作用。

動脈硬化

蕎麥茶

藥用部份（生藥名）
莖、葉、種（蕎麥）
花（花蕎）

其它效果

★便秘
★下痢
★浮腫

預防動脈硬化、降血壓

蕎麥茶可去除積存於胃腸的殘渣，具有調整胃腸狀況的作用。此外，維他命B_1、B_2、鉀、磷等礦物質含量也很豐富。

日本江戶時代的食養生書『本朝食鑑』中提到，蕎麥「味甘、微寒、無毒，可鎮靜心情、寬腸、去除胃腸殘渣及鬱悶。用於治療水腫、尿白濁、腹痛及上氣。」

蕎麥茶和維他命一併攝取

蕎麥中所含的芸香苷，具有預防動脈硬化和高血壓的效果，若同時攝取維他命，在體內更能有效地發揮作用。蕎麥藥味中要加入蘿蔔泥和紫蘇，自然有其道理。

自製方法與美味飲用法

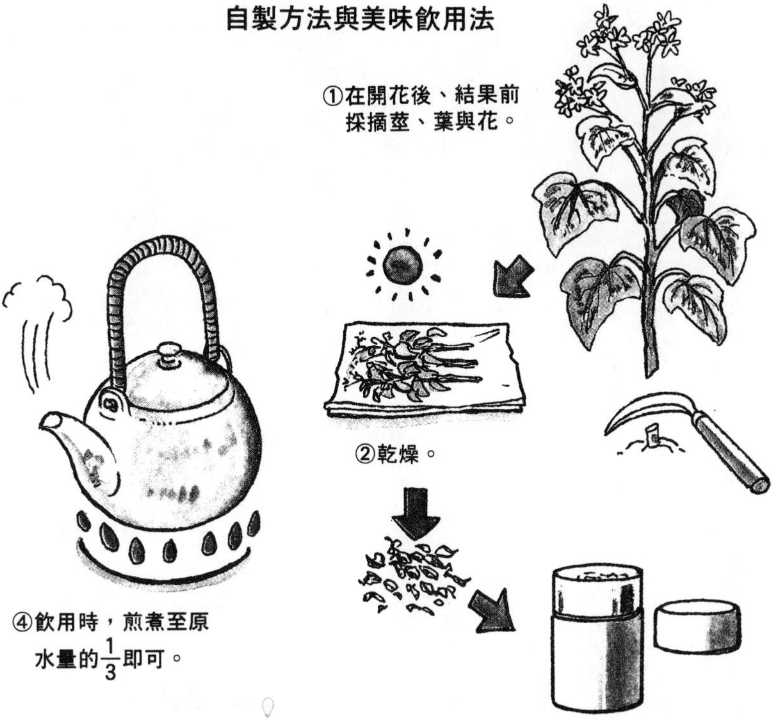
①在開花後、結果前
採摘莖、葉與花。
②乾燥。
③切碎保存。
④飲用時，煎煮至原
水量的$\frac{1}{3}$即可。

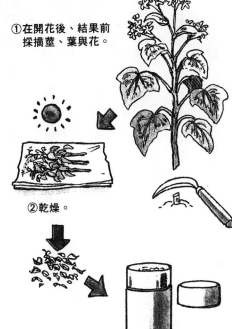

蕎麥茶和含有豐富維他命的柿葉茶一起飲用，效果相當不錯。一般市面上即可買到蕎麥茶。

自製方法

蕎麥只要日照充足，即使土壤不肥沃也能長得很好。

品種方面，五～六月為夏蕎麥，七～八月為秋蕎麥。以秋蕎麥來說，直到收穫為止都不能經霜。初秋收穫的蕎麥，稱為新蕎麥。

種子可在專門店或農會買到。灑種後二、三個月即可採收，可在庭院栽培。

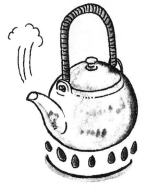

動脈硬化

明日葉茶

藥用部份（生藥名）

葉、莖、根莖、果實

其它效果

★便秘
★促進母乳
★貧血
★高血壓

利用明日葉茶強化血管

明日葉一如其名，是今天採摘明天又長出新芽，生命力非常旺盛的植物。為自生於八丈島、伊豆諸島、房總半島、紀伊半島等溫暖地區的芹科多年草。八丈島等地的居民，自古以來即加以食用。

外觀與海邊土當歸極為類似，切下其葉片會流出鮮黃色汁液，為明日葉的特徵。汁液中含有類黃酮系成分，能夠強化微血管，具有降血壓作用。

明日葉茶的有效成分

類黃酮可促進排便及新陳代謝，使出乳順暢。另外還含有製造紅血球的維他命B_{12}和鐵，

栽培方法與分辨法

・栽培方法

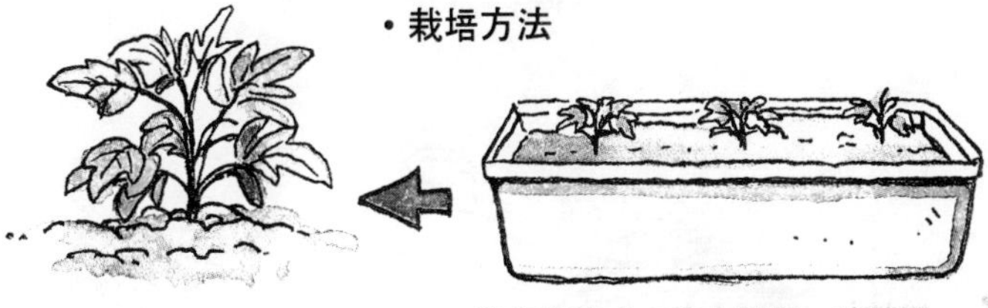

①在花盆或木箱中播種，待長至10～15cm時再移植到庭院裡

・分辨法

海邊土當歸

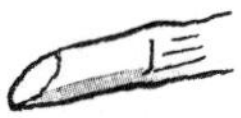

莖不會流出汁液

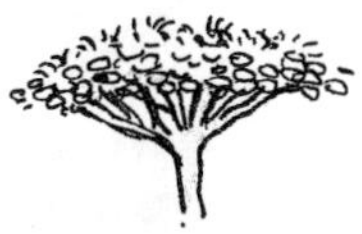

開白花

明日葉

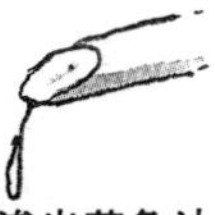

莖會滲出黃色汁液

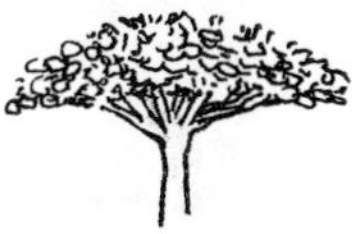

開黃花

對治療貧血有效。

復因含有和高麗人蔘、靈芝、大蒜一樣的有機鍺，可能具有抗癌性而備受矚目。

自製方法

住在自生地附近的人，可以自製明日葉茶。

前面說過，明日葉的外表和海邊土當歸十分類似。分辨方法除了割下葉片之外，還可以觀察葉片的光澤。因為，土當歸的葉片具有強烈光澤。再者，在夏～秋的花期裡，明日葉開黃色的花，海邊土當歸則開白色的花。

保存方法

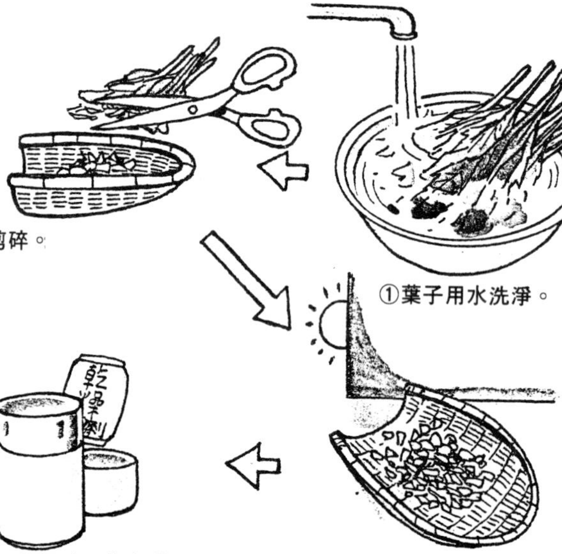
②剪碎。
①葉子用水洗淨。
乾燥劑
④充分乾燥後，為免濕氣侵入，需置於加入乾燥劑的罐內保存。
③置於通風良好的陰涼處陰乾。

雖說是自生於溫暖地區的植物，然而只要注意防寒，在關東地區也可以栽培。

可於四月上旬在陽台或木箱中裝入河沙用以播種。待其長至十～十五公分大小時，再移植到庭院裡，最後可長到一～一・五公尺。

美味飲用法

每年五～七月時採摘嫩葉，按照上述方法保存。根莖具有藥用效果，但必須在冬天挖掘。明日葉為多年草，故一定要留下部份根莖。

果實也可以作為藥用。葉

各種利用方法

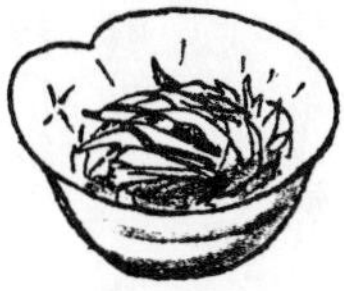

燙來吃

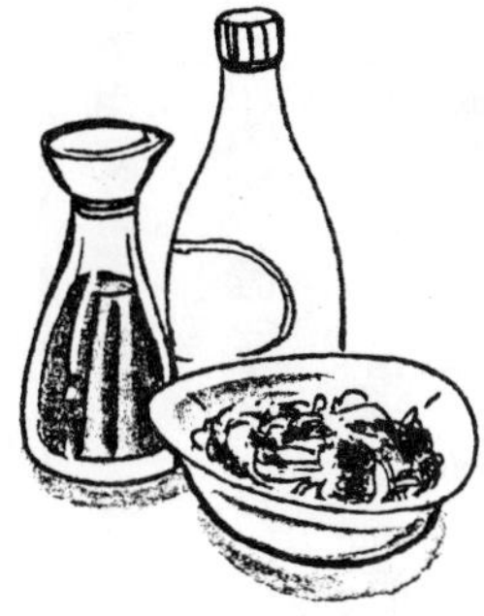

茶渣可加入醬油或蛋黃醬涼拌後食用。

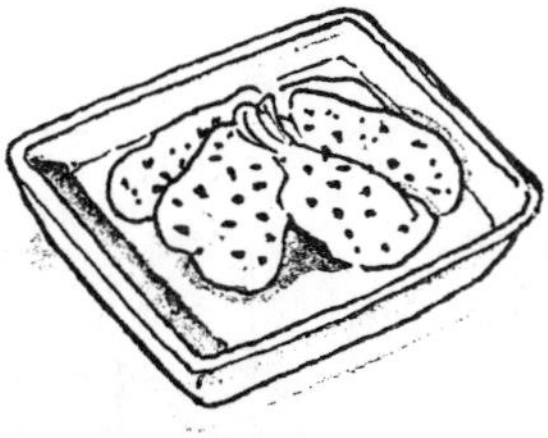

和油炸食品的麵衣混合。

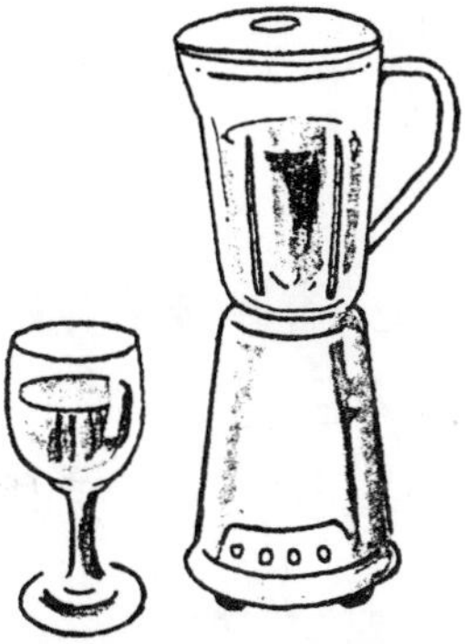

用果汁機打汁飲用。

、莖、根莖等可以一起製成藥酒。

各種利用方法

明日葉近來被當成健康蔬菜加以栽培，在超市也有賣。具有獨特的香氣，用作燙青菜時非常美味。

高血壓患者可取新鮮葉片搾汁，一天飲用一○○cc左右的青汁即可見效。

此外，用留在茶壺裡的茶葉渣加上醬油、蛋黃醬調味，吃起來非常美味。粉末狀的明日葉茶和煎蛋或油炸食品的麵衣混合，即可變成美麗的綠色。

糖尿病

可藉由飲用療法來改善

原因不明的糖尿病

根據厚生省的『患者調查概況』顯示，日本的糖尿病患者總計約一九八萬人（一九九三年十月）。糖尿病是因胰臟所分泌的胰島素荷爾蒙不足，無法充分發揮作用而引起的疾病。症狀包括多尿、容易口渴、倦怠、體重減輕等。

胰島素的作用不良時，葡萄糖無法充分當成熱量加以利用而殘留在血液中，即高血糖狀態。這個狀態持續

糖尿病的症狀

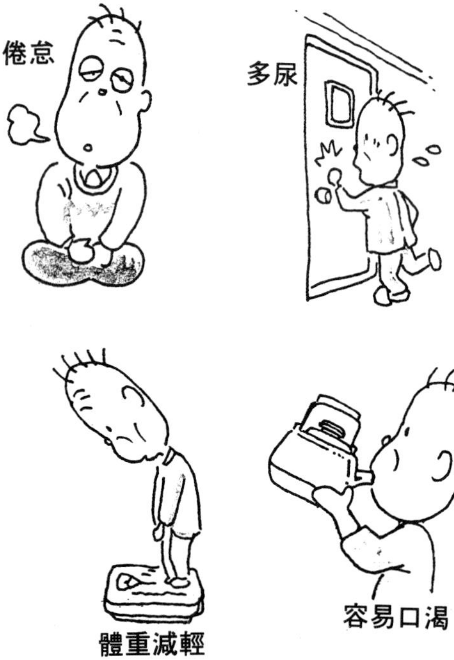

建議健康茶

芭樂茶
桉樹茶

其他建議健康茶
匙羹藤茶（P174）

時，尿中也會有糖排出。

糖尿病的原因目前不明，至於成人型的糖尿病，據說是由於具有容易罹患糖尿病的遺傳體質所致，因此，父母中任何一方罹患糖尿病時必須特別注意。

此外，過胖、運動不足、壓力等也是誘因。

可怕的合併症與預防法

病情進行時，高血壓症、視力障礙、抵抗力減退等合併症都可能出現。

以常見的高血壓症和動脈硬化症例，一旦罹患糖尿病時，進行速度會比健康的人更快，最後因腦中風或心肌梗塞而死亡。

糖尿病初期發現時，可利用飲食療法將糖尿病體質控制在某種程度。此外，健康檢查時即使血糖值稍高、尿中檢出糖分，只要注意往後的生活，一樣可以抑制糖尿病的發症。

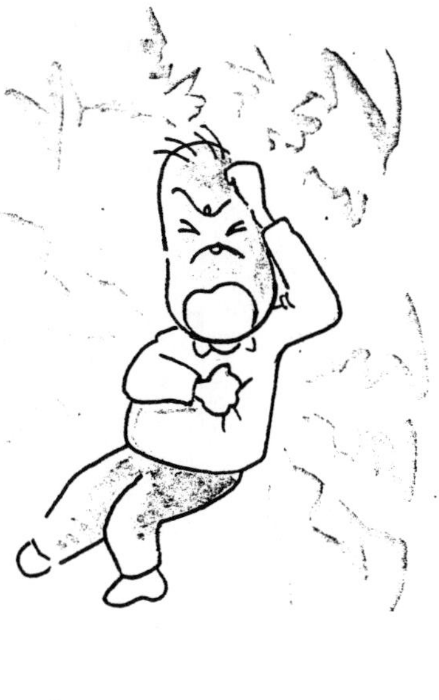

糖尿病

芭樂茶

藥用部份（生藥名）

果實、葉

其它效果

★肥胖
★強壯
★動脈硬化

糖尿病體質可利用芭樂茶

芭樂是原產於熱帶美洲的常綠喬木，淡粉紅色的芭樂汁廣為衆人所熟知。果實於秋天成熟呈黃色，果肉為淡紅色或白色，味甜中帶酸。

西班牙人將其由熱帶引進亞熱帶各地，日本的琉球亦有栽培。在南美，早自印加帝國時代就已經栽培，果實可供食用。果實可直接吃，或加工製成果汁、果醬。在大陸南部和台灣，自古以來就將果實乾燥後做成茶來飲用，可治療糖尿病，同時也是具強精功效的民間藥。在日本，則以「蕃麗茶」之名在漢方藥店販賣。此外，芭樂葉也具有同樣的藥效。

富含維他命C

美味飲用法

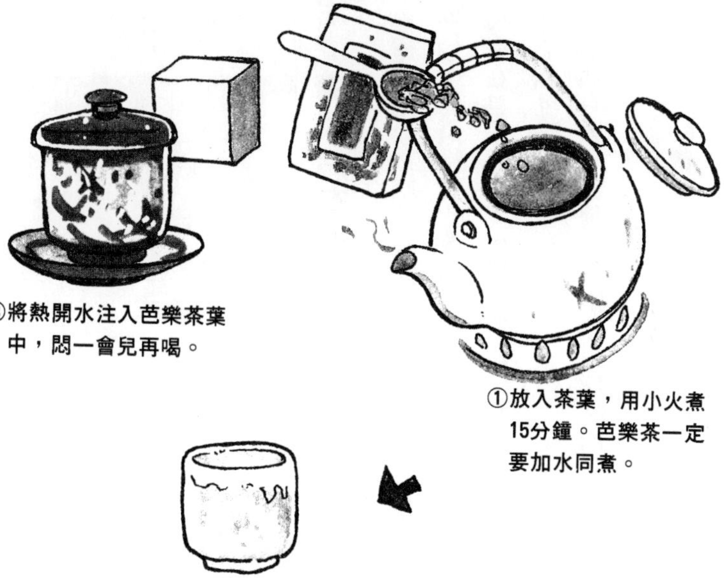
③將熱開水注入芭樂茶葉中，悶一會兒再喝。
①放入茶葉，用小火煮15分鐘。芭樂茶一定要加水同煮。
②用心愛的杯子飲用。

芭樂含有豐富的維他命C，可強化血管壁、增強抵抗力，具有預防動脈硬化、強壯等效果。適合喜歡甜食、有肥胖傾向的人使用。芭樂是由西班牙文翻譯成英文而來的名稱，台灣話稱為「番石榴」。在健康食品店的各種混合茶中，不難發現配合番石榴製成的茶。此外，某些品牌甚至還會標上「制糖」等字樣，適合糖尿病和肥胖的人使用。

美味飲用法

芭樂茶是具有甘味，容易飲用的健康茶，適合經常飲用。

但，果實一次不可吃太多，否則會導致便秘，必須注意。

糖尿病

桉樹茶

藥用部份（生藥名）

葉

其它效果

★去痰
★支氣管氣喘
★肥胖

外用

• 割傷
• 燙傷

因治療糖尿病有效而備受矚目

無尾熊最喜歡吃的桉樹，原產國在澳洲，爲桃金孃科的常綠喬木。在地中海沿岸及北美南部也有栽培，樹幹可達三十公尺以上。

桉樹在日本原本極少見，但自一九八六年起，琉球地區為了確保動物園內無尾熊的主食而開始栽培。

桉樹共有六〇〇種，其中無尾熊吃的只有十種。這是因為，大多數的桉樹含具毒性的青酸配糖體。

琉球居民煎煮桉樹葉加以使用的方法，是流傳已久的民間療

桉樹茶的效果

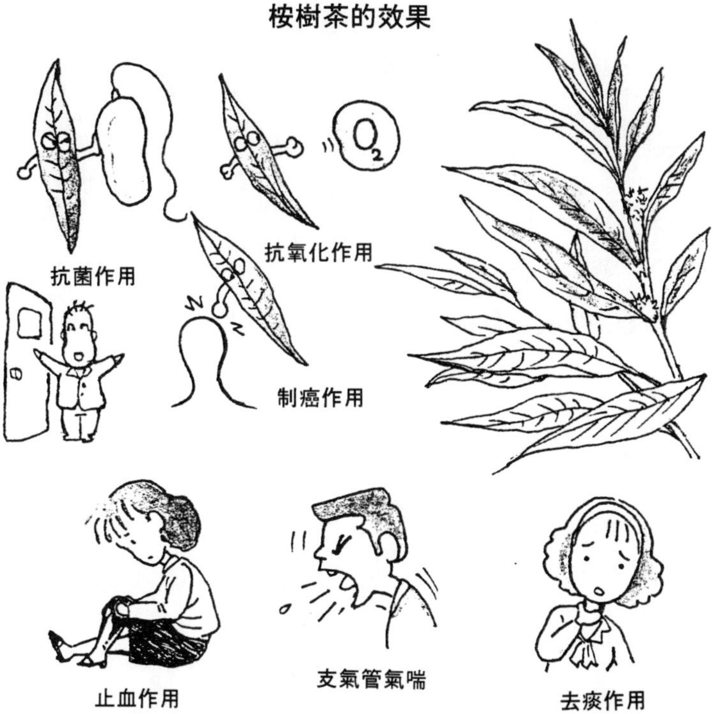
抗菌作用
抗氧化作用
制癌作用
止血作用
支氣管氣喘
去痰作用

糖類。有關其藥用效果的詳細構造，目前還不清楚，但多糖類為可溶於水的食物纖維，具有整腸作用，故可促進膽固醇的排泄。

成分與效果

桉樹含有大量油酸，油酸具有抑制物質氧化的抗氧化作用及抗菌作用，因此，據說具有制癌作用。

另外還含有很多鉀，進入體內與鈉結合可使排尿順暢。水胖型的人可藉此收到減肥功效。

桉樹具去痰作用，精油可

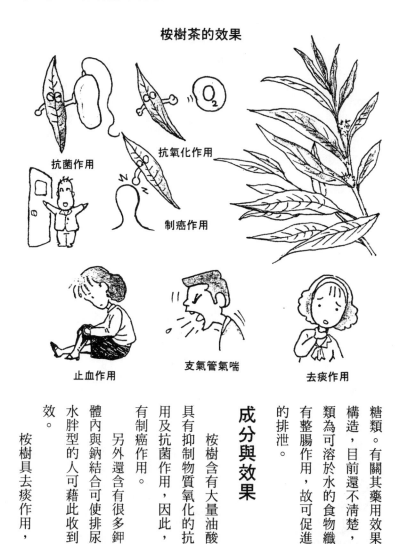

作為藥用喉糖的原料，僅次於薄荷廣為利用，可緩和支氣管氣喘的症狀。

外用時也具有良好效果。割傷時，桉樹葉可當止血劑。燙傷時，可在急救時使用，據說不會留下疤痕。

自製法與美味飲用法

一般人只要能取得桉樹葉，就可自製桉樹茶。無尾熊每天都要吃大量的桉樹葉，因此人類吃了應該不會有什麽問題。就安全性而言，生長的葉子比嫩葉更令人安心。萬一無法取得或對其種類感到不安，不妨改用市售的桉樹茶。

新鮮桉樹葉具有獨特的氣味，乾燥後再使用就不要緊了。

自製法與美味飲用法

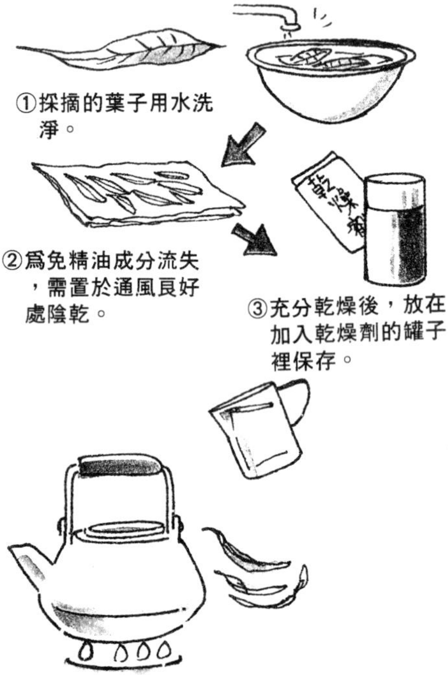

①採摘的葉子用水洗淨。

②爲免精油成分流失，需置於通風良好處陰乾。

③充分乾燥後，放在加入乾燥劑的罐子裡保存。

④喝時將乾燥葉2～3片放入壺中，用2公升的水煮10～20分鐘。冷卻後飲用亦可。

風濕

建議健康茶

枇杷葉茶

其他建議健康茶

艾草茶（P197）

疼痛與腫脹流竄全身

原因不明的風濕

風濕在希臘語裡為「流竄」的意思，是一種疼痛、腫脹流竄全身的疾病，但其原因不明。

患者的男女比例，男性為一，女性為八～九，三十～五十歲層的女性居多為其特徵。

人體內有塡補組織與組織間縫隙的結合組織。結合組織腫脹、發燙、疼痛，即為風濕。

症狀首先是手指、腳趾關節紅腫疼痛，起床時手指僵硬為其特徵。關節風濕惡化時，膝關節積水、骨骼變形、膝和手腕等關節腫脹，同時還會伴隨劇痛。

日常生活的注意事項

鬥病生活長時間持續時，體重會減輕，同時容易貧血。這時需避免偏食，為了促進血液循環，要多攝取維他命E、B_1、C和鐵質等。

風濕

枇杷葉茶

藥用部份（生藥名）

葉（枇杷葉）、種子

其它效果

- ★預防癌症
- ★咳嗽
- ★便秘
- ★慢性支氣管炎
- ★夜尿症
- ★神經痛
- ★頭痛

外用

- ●腳的疲倦
- ●皮膚炎
- ●美肌

具抗風濕作用的枇杷葉茶

枇杷，一般人都是吃其果實，不過具藥效的卻是葉子和種子。

枇杷葉和種子含有青酸配糖體苦杏仁苷，為藥效的主要成分。青酸給人有毒的印象，事實上它通常為不活性的安定物質，只有青酸不可能形成游離狀態，故不必擔心。

一八三〇年德國化學家里比希將其發現的苦杏仁苷命名為維他命B_{17}，為身體新陳代謝不可或缺的必要成分。

苦杏仁苷的構成要素，具有毒性的苯醛在人體內擴散，與健康細胞接觸會氧化，變成無害的安息香酸，具抗風濕、鎮痛、殺菌等特質。

鎮痛效果尤其大，可用來抑制末期癌症患者的疼痛。

枇杷的藥效自古即廣為人知，寺院將其當成藥用木來種植，稱為「大藥王樹」，對治療疾病頗有助益。

發揮各種效果的葉子

枇杷葉的利用法很多，其中以枇杷葉茶最為簡便。除了內用之外，也可以用枇杷葉浸泡燒酒，當化妝水用、洗枇杷葉澡，將生葉柄的部份切下墊在鞋內，可去除腳的疲勞。飯前一小時煎煮二～四公克（一茶匙左右）的枇杷葉茶飲用，治療孩童的夜尿症。

在佛教傳入日本的奈良時代，枇杷葉療法也開始盛行。聖武天皇時代光明皇后創設的「施藥院」，就已經施行枇杷葉療法了。

根據藥學古典『本草綱目』記載，枇杷葉「止渴、下氣、使肺功能順暢、去除噁心、治療胸部發燙、潤五臟」，但「過食會引發痰熱、損害消化器官」。

利用枇杷葉消除暑氣

漢方主要是將枇杷葉陰乾，當成健胃、清涼、鎮咳、去痰劑使用，夏日冷卻後飲用可以消暑。江戶時代東海道的宿場，會將枇杷葉、木香、甘草等六種生藥放在大鍋中煮成枇杷葉湯，用以招待旅人。川柳中也提到：「雖然只有枇杷與桃葉，卻可消除暑氣」。由此可知，枇杷和桃葉在暑熱的季節裡具有消暑作用。

所謂「庭院中種有枇杷，就表示這個家裡有病人」的說法未必正確，但由此即可看出枇杷葉的藥用效果確實很高，所以病人家中才會種植枇杷。

自製法與美味飲用法

枇杷內服、外用均可，如果可以就近取得，不妨多加利用。雖說是常綠樹，但最好選在乾燥的時期製成，此外也可以使用市售的枇杷葉茶。

飲用方法和喝茶一樣，抓一把放在茶壺中，然後注入熱開水

自製方法

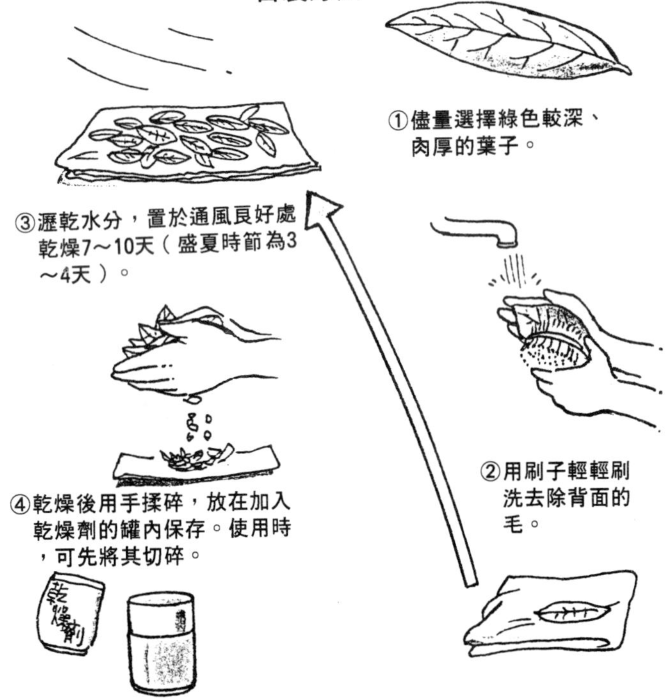
①儘量選擇綠色較深、肉厚的葉子。
②用刷子輕輕刷洗去除背面的毛。
③瀝乾水分，置於通風良好處乾燥7～10天（盛夏時節為3～4天）。
④乾燥後用手揉碎，放在加入乾燥劑的罐內保存。使用時，可先將其切碎。
乾燥劑

・枇杷葉化妝水：

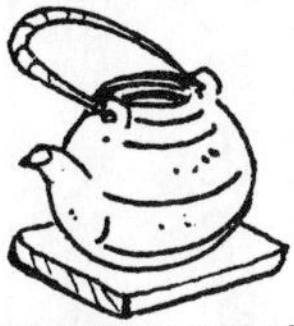

①煎煮至只剩1/ 3量時熄火冷卻。

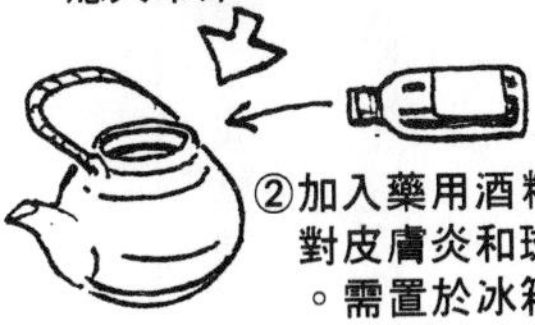

②加入藥用酒精10cc。對皮膚炎和斑疹有效。需置於冰箱中保存

・枇杷葉澡

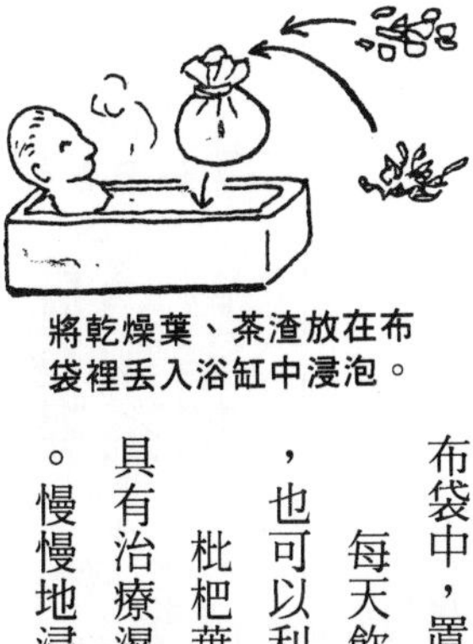

將乾燥葉、茶渣放在布袋裡丟入浴缸中浸泡。

美味飲用法

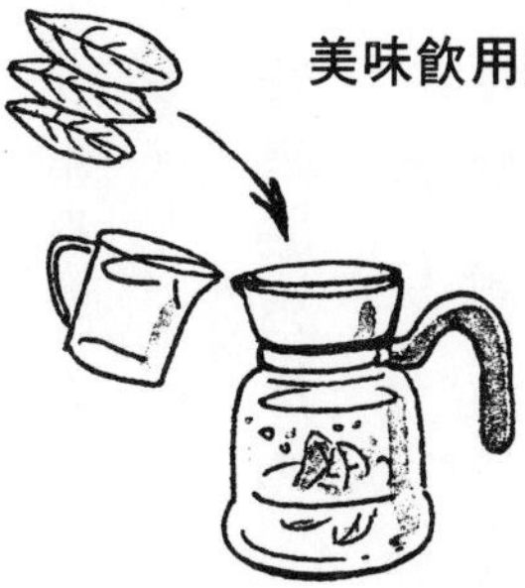

① 枇杷乾燥葉約10g（大葉3片、切碎的葉子一把），加入700～800cc的水。

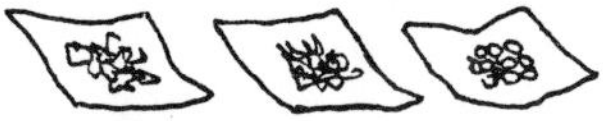

②用小火煎煮20～30分鐘即可飲用。可依個人喜好加入甘草、艾草、蕺草或薏米等。

，擱置片刻即可飲用。如欲提高效果，可按照上述方法飲用。

枇杷葉澡

當風濕或神經痛的疼痛發作時，可以服用枇杷葉並且洗枇杷葉澡。所謂的枇杷葉澡，只需將乾燥葉裝在小布袋裡丟進浴缸即可。此外，將生葉十片切碎裝在布袋中，置於浴缸內也具有效果。

每天飲用的枇杷葉茶的茶渣，也可以利用。

枇杷葉澡除了止痛之外，還具有治療濕疹、斑疹及美膚效果。慢慢地浸泡一番，有助於消除疲勞。

腸胃病

利用健康茶調整腸胃、改善體質

建議健康茶

蘆薈茶
蜂露茶
當藥茶

其他建議健康茶

鬱金茶（P86）
甘草茶（P137）
番紅花茶（P157）
蕺草茶（P102）
薏米茶（P183）
決明茶（P107）
艾草茶（P199）

規律正常的飲食生活創造健康的胃

均衡的飲食生活，是維持健康的一大前提。經由食道運送的食物，暫時積存在胃內，然後送往十二指腸、小腸，進行消化、吸收。一旦腸胃較弱，將無法攝取到重要的營養素。

平日應注意不可暴飲暴食，尤其是胃腸較弱的人，更要每天飲用能支持腸胃的健康茶來改善體質。

各種腸胃疾病

腸胃疾病包括急性胃炎、急性腸炎等暫時性的不良症狀，以及慢性胃炎、慢性腸炎等慢性症狀，更嚴重時則可能出現胃潰瘍、十二指腸潰瘍等。

下面要為各位介紹的，是為了擁有健康的腸胃，配合症狀平常飲用的茶（蘆薈茶），以及症狀特別嚴重時可加利用的茶（蜂露茶、當藥茶）等。

腸胃病

蘆薈茶

藥用部份（生藥名）

葉（蘆薈）

其它效果

★便秘
★感冒
★肩膀酸痛
★神經痛
★風濕
★更年期障礙

外　用

●擦傷
●割傷
●燙傷
●肌膚乾燥

最適合胃弱的人

蘆薈在昔日有「不需要醫生」之稱，可以塗抹、食用及飲用，為家庭的急救箱。尤其對消化不良、食慾不振、便秘等消化系統的疾病，非常有效。

除藥用之外，也可以當觀賞植物的蘆薈，於鎌倉時代傳入日本。早在古埃及時代，蘆薈在西方就已經廣為使用。唐時經由絲路傳入中國，成為漢方藥之一。在埃及，則和沒藥一起用來製作木乃伊。

蘆薈為百合科植物，常綠多年草。主要成分蘆薈素（蘆薈苷）具獨特苦味，少量服用可當健胃劑，但在古希臘時代，則被當成瀉藥使用，對便秘有效。

蘆薈共有三百多種。日本藥局方中記載的，是以南非為主產地，由凝固的蘆薈汁液製成

可以生吃的蘆薈

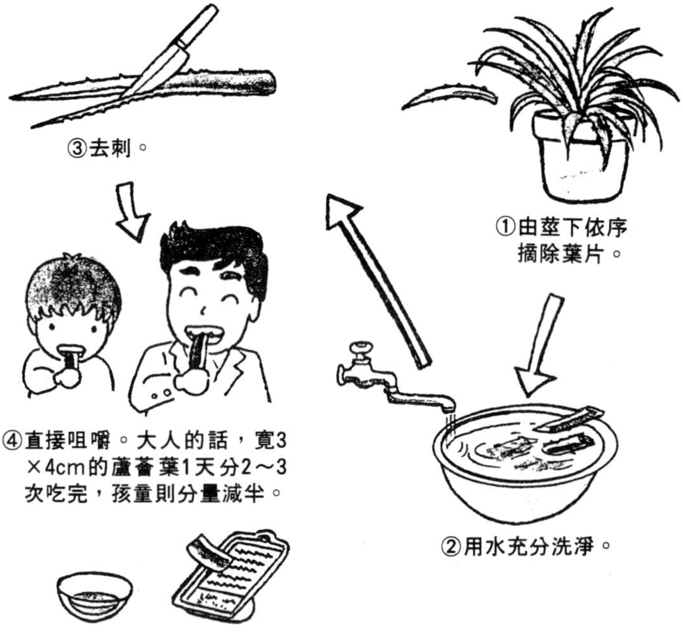
③去刺。
①由莖下依序
摘除葉片。
④直接咀嚼。大人的話，寬3×4cm的蘆薈葉1天分2～3次吃完，孩童則分量減半。
②用水充分洗淨。
用擦板擦碎飲用其汁液亦可。

的粉末狀蘆薈。

至於一般家庭中當成盆栽種植的蘆薈，則為劍蘆薈，可作藥用。

可以生吃

蘆薈的利用方法中，最簡單的就是直接嚼生葉。

由莖下依順割取葉片，清洗乾淨後將刺去除。一天約十五公克（寬三公分×長四公分左右），分二～三次食用。兒童則需減半。

不敢直接吃的人，可用擦板擦碎擠汁飲用。

對腸胃病、便秘、感冒有

效。因為具有殺菌作用，故在感冒一開始或喉嚨痛時，可將蘆薈擠汁稀釋後用來漱口。

葉子用保鮮膜包住放在冰箱裡，可以保存一陣子。

原產地在非洲，為不耐寒的植物。在日本，南伊豆、南房總以西等不會降霜的地區，可進行露天栽培，此外也可以盆栽的方式來種植，但到了寒冷季節時一定要將其移入室內。

在寒冷的季節裡摘取大量葉片，會使整體的生命力減弱。如果想要全年使用，可將新鮮生葉乾燥，作成劍蘆薈茶或粉末來使用。蘆薈茶效果溫和，有助於改善體質。不過，空腹時大量攝取生葉，會引起下痢和腹痛，因此要適量攝取。

另外具有通經作用，在妊娠、生理、授乳期間，必須控制攝取量。腎炎和痔瘡患者則應避免攝取。

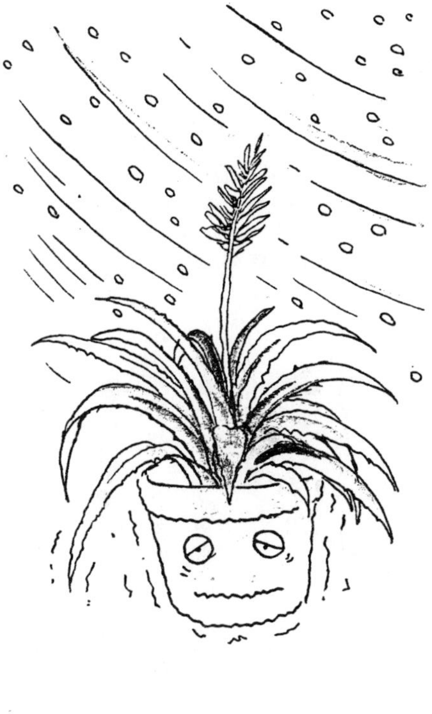

自製方法

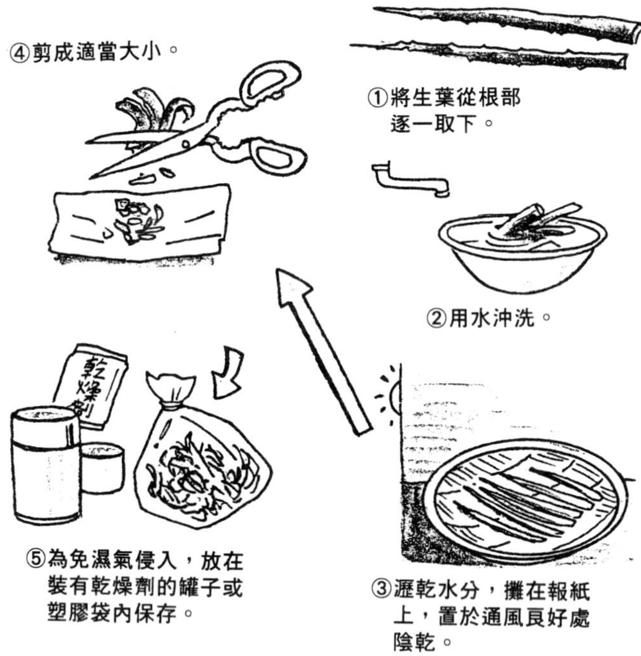
①將生葉從根部逐一取下。
②用水沖洗。
③瀝乾水分，攤在報紙上，置於通風良好處陰乾。
④剪成適當大小。
⑤為免濕氣侵入，放在裝有乾燥劑的罐子或塑膠袋內保存。
乾燥劑

自製法和美味飲用法

蘆薈的原產地南非，氣候以四季乾燥、溫差較小為其特徵。與之相比，日本的氣溫四季變化極大。

因此，除了溫室栽培以外，四～六月、九～十一月為蘆薈的生長期，冬、夏兩季則有停止生長的傾向。

在生長期可充分利用生葉，其它季節則多多利用自製或市售的蘆薈茶。

飲用方法和一般的茶相同，蘆薈本身不具澀味，加入綠茶後較容易飲用。

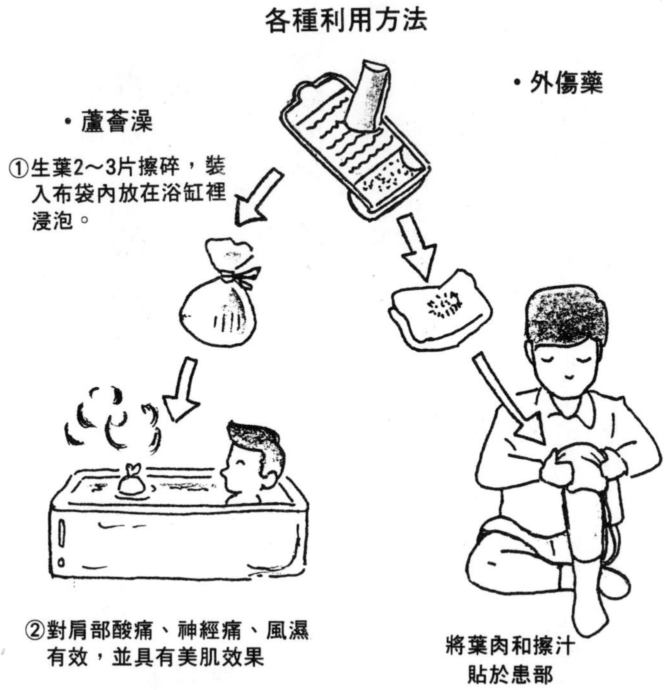
各種利用方法
・外傷藥
・蘆薈澡
①生葉2～3片擦碎，裝入布袋內放在浴缸裡浸泡。
②對肩部酸痛、神經痛、風濕有效，並具有美肌效果
將葉肉和擦汁貼於患部

各種利用方法

蘆薈自古以來就被當成手腳受傷或燙傷藥來使用。只需剝去生葉表皮，將葉肉部分貼於患部即可。此外，貼擦碎的蘆薈也具有良好效果。但不管是哪一種情形，乾了以後都必須更換。

將蘆薈生葉二～三片削成薄片，裝在布袋中放入浴缸，即可洗個蘆薈澡。如為乾燥葉或粉末，則放入十g左右。蘆薈澡可用來治療外傷，同時又具有保濕效果，可使手腳溫暖，對肩膀酸痛、神經痛、風濕有效。此外，還具有美化肌膚的作用。

腸胃病

蜂露茶

藥用部份（生藥名）

地上部（蜂露草）

其它效果

★便秘
★感冒
★頭痛
★膀胱炎
★強壯
★斑疹
★濕疹
★扁桃炎

止下痢的特效藥

蜂露草在昔日又稱為「不需醫生草」，是大家所熟知的民間藥。在抑制下痢方面，服用後立即顯現效果。此外，也被視為萬病的靈藥。

為蜂露草科的多年草，夏天開白色或淡紅色的五瓣花。在日本各地的丘陵、原野均可看到，在田園中也有栽培。

含有大量鞣酸，作用於口腔、消化器官的粘膜緊縮組織，具殺菌作用，能抑制下痢。對由食物中毒引起的急性下痢非常有效。

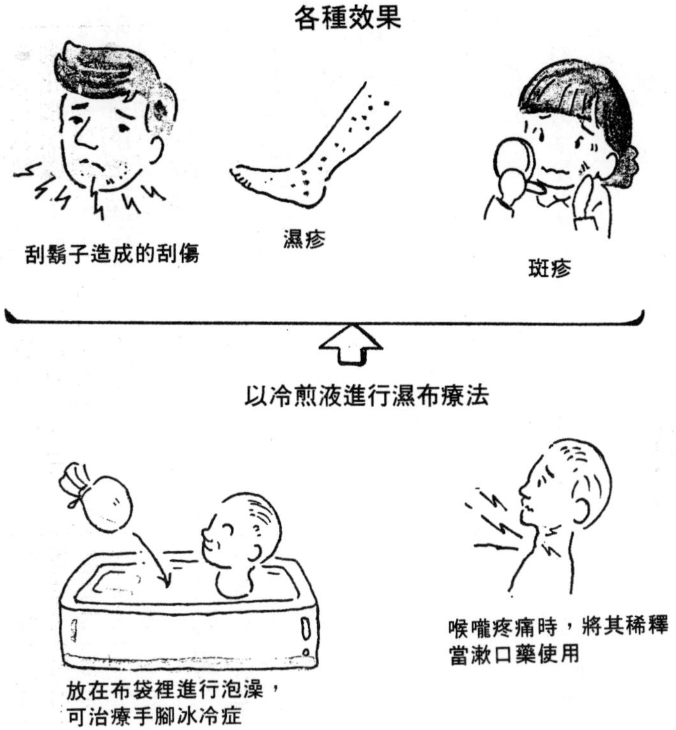
各種效果
刮鬍子造成的刮傷
濕疹
斑疹
以冷煎液進行濕布療法
放在布袋裡進行泡澡，
可治療手腳冰冷症
喉嚨疼痛時，將其稀釋
當漱口藥使用

各種效果

對急性症狀有效的蜂露草，胃腸較弱的人可以當茶每天飲用。

容易感冒或引起膀胱炎的人，經常飲用可增進健康。

蜂露草的乾燥葉，可在中藥店買到。日本滋賀縣和岐阜縣交界的伊吹山地方出產的蜂露草烤茶，相當著名。

利用冷卻的煎液對斑疹、濕疹、割傷等患部進行冷濕布療法，也非常有效。稀釋後可當漱口水使用，對扁桃炎等所引起的喉嚨疼痛有效。

也可當成沐浴劑使用。可使身體溫熱，對下痢或手腳冰冷症有效。與等量的艾草混合時，效果更好。

蜂露草的採摘場所

蜂露草盛開在日照良好的原野和路邊。葉呈手掌狀為三～五裂，根部會生出根生葉的嫩葉，有深紫色的斑點，但在葉片變大後即告消失。

莖和整片葉子都長滿細毛，七～九月時開白、紅、淡桃色的小五瓣花。

與有毒植物的毛莨和日本烏頭的下葉非常類似。日本烏頭的花為青紫色，全草有毒，根部尤其具有劇毒。

採摘時必須攜帶彩色圖鑑，以免弄錯。

分辨方法是：莖部有細毛密生的是蜂露草，沒有毛的則是日本烏頭。

據說，在立夏前十八天採的蜂露草，效果特別好。因為這時正是藥效成分鞣酸含量較多的時期。此外，在開花時期

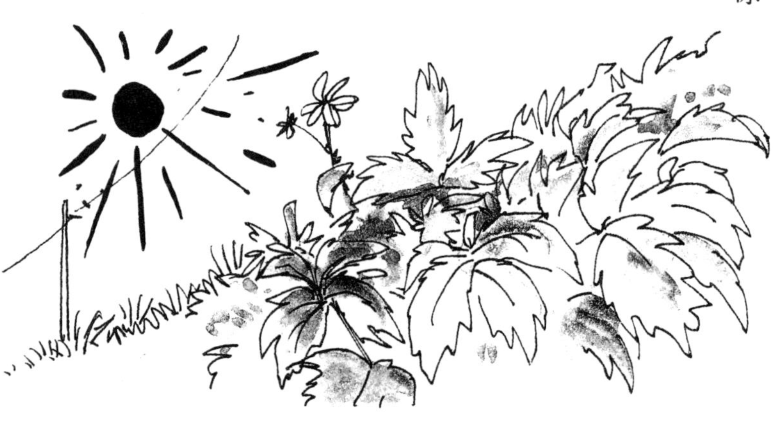

較容易與毒草加以區別。

保存方法請參照本頁的敘述。

美味飲用法

下痢時，取二十g以七○○cc的水煮至半量，一天三次溫熱時服用。

蜂露草對便秘有效，但一定要稀釋煎煮，冷卻後飲用。

蜂露草的有效成分鞣酸，對下痢有效，但日本茶中也含有鞣酸。下痢會導致身體的水分流失，為了補充水分，必須飲用能抑制下痢的茶。

這時的茶要煮得濃一些。

自製法與美味飲用法

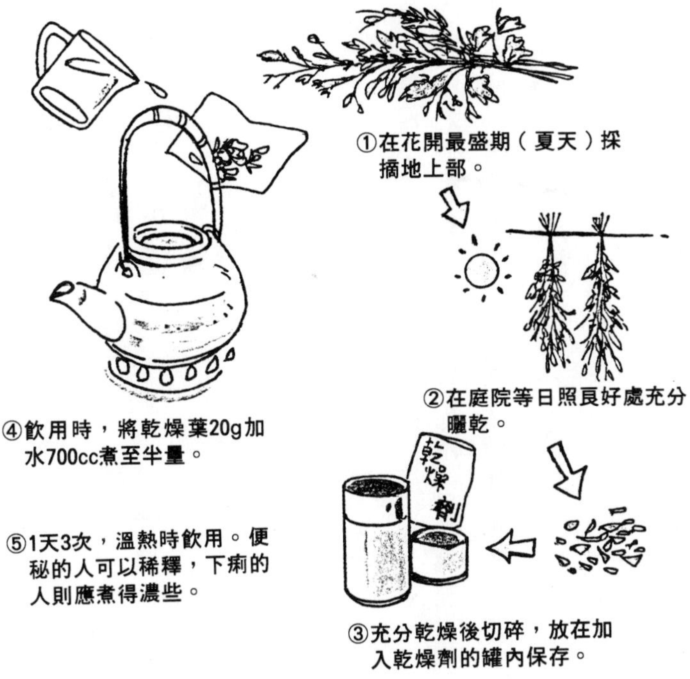
①在花開最盛期（夏天）採摘地上部。
②在庭院等日照良好處充分曬乾。
③充分乾燥後切碎，放在加入乾燥劑的罐內保存。
乾燥劑
④飲用時，將乾燥葉20g加水700cc煮至半量。
⑤1天3次，溫熱時飲用。便秘的人可以稀釋，下痢的人則應煮得濃些。

腸胃病

當藥茶

藥用部份（生藥名）

全草（當藥）

其它效果

★食慾不振
★宿醉

良藥苦口

當藥為民間藥的代表性存在，苦味極強，即使用開水泡過四次仍然會有苦味殘留。在花期採摘，經過乾燥處理的當藥全草，中藥稱為「當藥」，意思是「非常有效的藥物」。

根據江戶時代的『和漢三才圖繪』的記載，具有驅蟲、治療腹痛等作用，目前為健胃藥的代表。特有的苦味成分會刺激舌、促進胃液分泌和蠕動運動，去除胃不消化的現象。除了消化不良和食慾不振以外，對宿醉和惡醉也有效。

各種利用方法

當藥的苦味成分會刺激毛根，使末梢神經擴張、促進皮膚血液循環，可當作發毛促進劑

各種利用方法

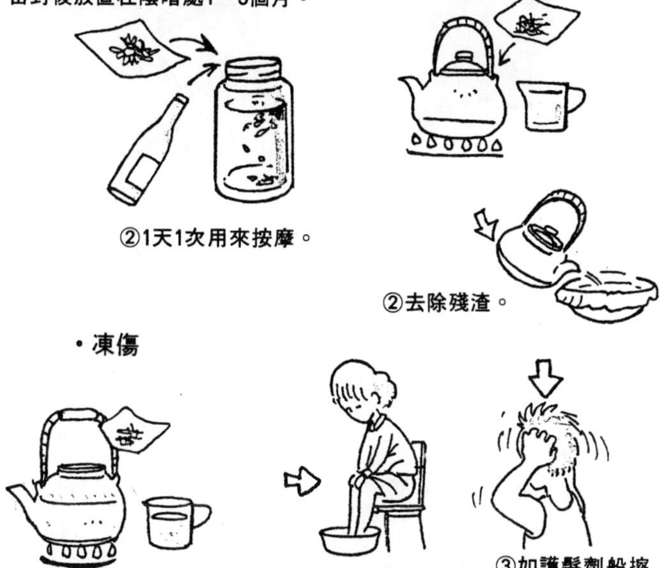
・脫毛症(2)
①乾燥葉15g剪碎，浸泡在燒酒200cc中，密封後放置在陰暗處1～3個月。
②1天1次用來按摩。
・脫毛症(1)
①乾燥葉10g加水600cc煮至半量。
②去除殘渣。
・凍傷
①乾燥葉5g加水600cc，用小火煎煮至半量。
②用汁液浸泡患部並保持溫熱。
③如護髮劑般擦在頭皮上，1一天2～3次。

使用。

對於圓形脫毛症和青年性脫毛症，可將乾燥當藥加以煎煮，然後塗抹於頭上，或是用以酒浸泡的汁液來按摩頭皮。

最近，市售的養毛劑中，也有直接打著當藥之名的商品。

另外，煎煮過的當藥對凍傷也有效。

自製法與美味飲用法

當藥自生於北海道～九州一帶的山野，為龍膽科二年草。前年秋天播種，到春天即告發芽，同年秋天會長出四片長一㎝、寬○・五㎝的根生葉，到了翌年春

美味飲用法

①乾燥當藥1～2根放在杯中，注入滾水。
③如為粉末狀，取1g用糯米紙包住吞服。
②蓋上蓋子，不久即可飲用。

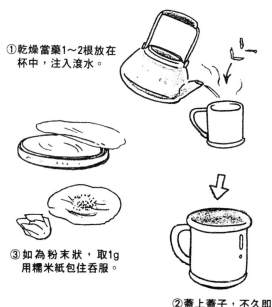

天，莖部開始生長，到秋天時已長至二十～三十㎝，會開出白底摻紫色線條、楚楚動人的花朵。

花和深青紫色的紫當藥極為類似，只是紫當藥不具藥效，故千萬不要弄錯。

喜歡半照半陰，所以很難栽培。

胃腸不好時，可將乾燥當藥放在杯中用開水沖泡，於每餐飯後飲用。因為其味甚苦，故可用糯米紙包住粉末狀的當藥吞服。

肝臟病

一直工作到最後的「沈默臟器」

建議
健康茶
鬱金茶
筆頭菜茶
其　他
建議健康茶
決明茶（P107）

酷使的肝臟

由腸管吸收的營養物質及食品添加物等有害物質，都由肝臟負責處理，因此近年來肝臟被視為酷使的臟器。

肝臟素有「沈默臟器」之稱，即使稍微有點勉強，也不會出現症狀；等到惡化症狀出現時，往往一發不可收拾。是以平常避免勉強酷使肝臟，才是使肝臟保持健康的秘訣。

一週設定二天為休肝日

肝臟在將喝下的酒精分解為無害的物質之前，會不斷地發揮作用。因此，每天大量飲酒時，會引起酒精性肝功能障礙。

為防範未然，最好每週設定二天讓肝臟休息的「休肝日」，在這段期間不要喝酒。脂肪肝是肝臟中有中性脂肪積存的疾病，這時宜多攝取高蛋白、低脂肪食品。

肝臟病

鬱金茶

藥用部份（生藥名）

根莖

其它效果

★宿醉

促進膽汁分泌

鬱金為鬱金色，如印度、緬甸僧衣上獨特的黃色。日本人將鬱金根莖當成醃漬黃蘿蔔的染料使用，在咖哩粉中的含量達二十四％，和辣椒同為咖哩粉中不可或缺的香辛料。

鬱金的歷史十分古老，早在四千年前就當成香辛料由埃及傳到以色列。此外，在馬可波羅的『東方見聞錄』中也出現過。

屬於薑科植物的鬱金，為生薑之王，有「薑王」之稱。

原產地在以印度為主的熱帶和亞熱帶地區，日本的琉球也有栽培。

種類達數百種，其中春鬱金對治療成人病有效，可促進肝臟功能。

琉球居民自古以來即將其當成肝臟藥使用。酒精攝取量較多的人，最好飲用這種健康茶

美味飲用法

①乾燥鬱金根約5g，加水300cc煎煮數分鐘。

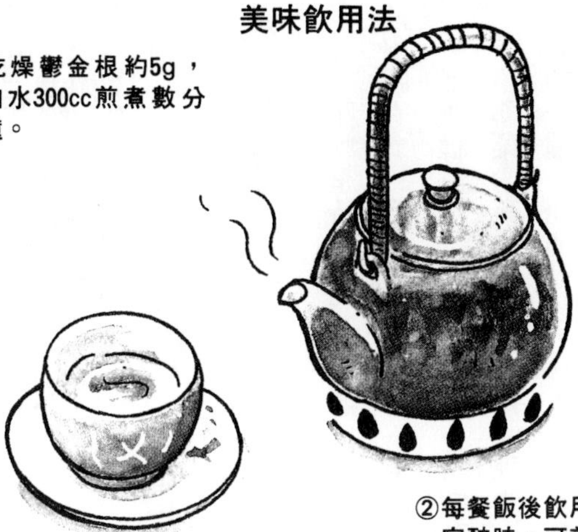

②每餐飯後飲用可增進健康。宿醉時，可煎煮濃汁飲用。

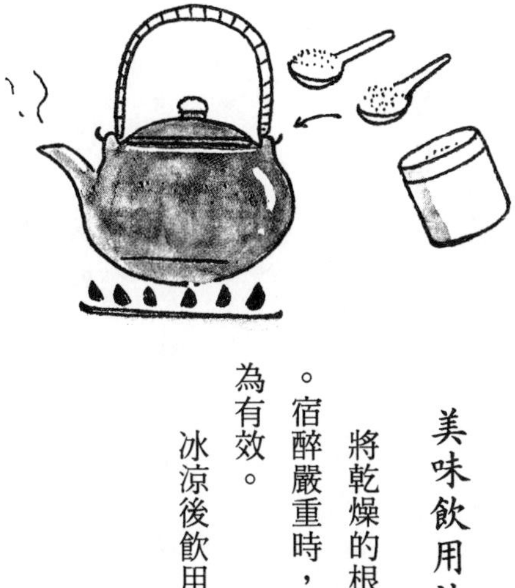

以保護肝臟。

在琉球栽培的鬱金，主要是將根製成粉末或切碎後經過乾燥處理，再在市面上販賣。

美味飲用法

將乾燥的根煎煮後飲用。宿醉嚴重時，煮得濃些較為有效。

冰涼後飲用亦可。

肝臟病

筆頭菜茶

其它效果

★糖尿病
★膽結石
★高血壓
★腎臟病
★膀胱炎
★浮腫

外用

●濕疹
●蚊蟲叮咬

利尿作用對肝病有效

在明朝李時珍的『本草綱目』中，曾提及筆頭菜具有多種藥效。此外，根據江戶時代末期出版的『和蘭藥鏡』的記載，筆頭菜可「用來治療內外諸部的潰瘍及糖尿病」。

而根據歐洲的文獻，筆頭菜對膽結石、肝病、糖尿病、癌症等均有效。

筆頭菜含有大量硅酸、類固醇的一種β谷甾醇，以及和肥皂一樣溶於水會起泡的成分皂角苷的一種，問荊皂苷等有效成分。至於這些成分為何會對肝病發揮有效作用，則不得而知。

能夠改善肝功能的藥草，大多具有良好的利尿作用。

例如，用來改善肝功能的槭樹科藥草日光槭，就具有利尿作用。

與其說筆頭菜直接作用於肝臟，還不如說強力的利尿作用發揮功效，去除體內的老舊廢物，肝功能因而得以正常運作，並改善各種症狀。

取部份肝臟組織進行肝生檢以調查肝臟狀態時，或許並未發現異常，但如果肝功能的檢查值不良，使用筆頭菜有效。

其它優良效果

利尿作用是筆頭菜的效用特徵，對各種疾病均能發揮效果。身體積存水分所引起的浮腫自不待言，甚至對高血壓、腎臟病、膀胱炎等也有效。

此外，膽囊中的鈣和膽固醇等所形成的膽結石症，也可利用筆頭菜加以去除。

不只是內用，筆頭菜製成的化妝水具有美膚效果，

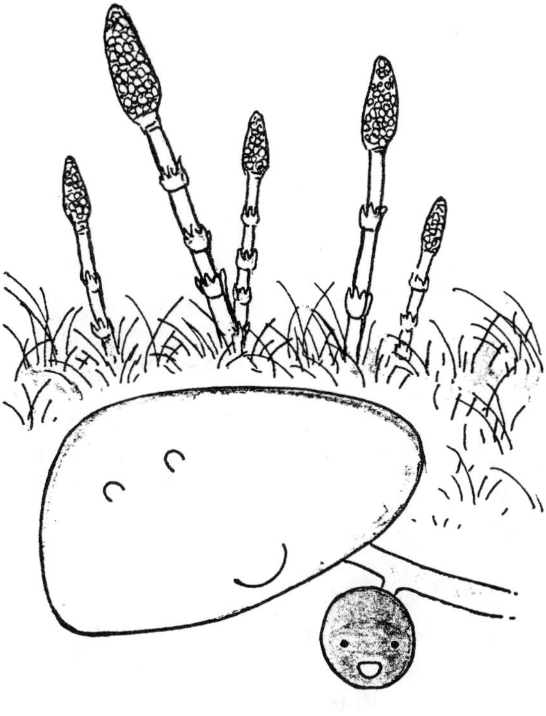

自製方法

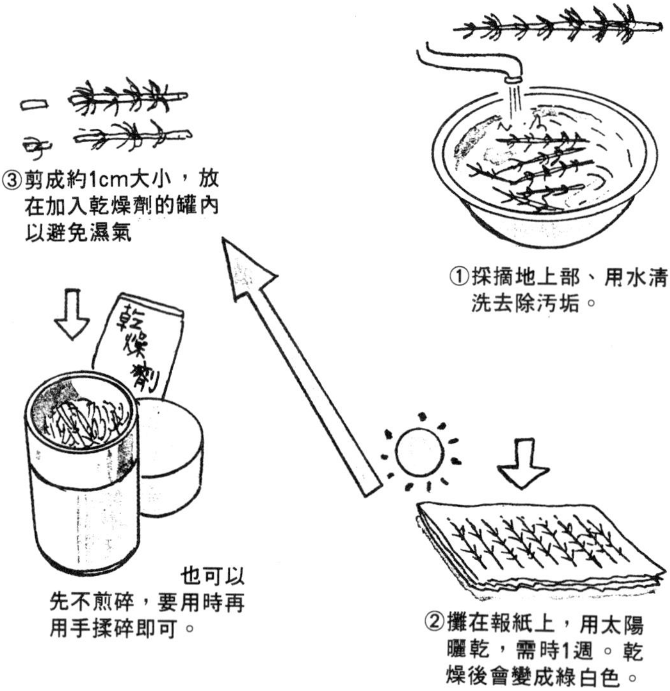
③剪成約1cm大小，放在加入乾燥劑的罐內以避免濕氣
①採摘地上部、用水清洗去除污垢。
乾燥劑
也可以先不煎碎，要用時再用手揉碎即可。
②攤在報紙上，用太陽曬乾，需時1週。乾燥後會變成綠白色。

可治療濕疹和發癢。筆頭菜的生葉擠汁，可用來治療蚊蟲叮咬。只要塗抹在被叮咬的部位，很快就會止癢、痊癒。

自製法與美味飲用法

筆頭菜在任何地方皆可生長，但必須選擇不受廢氣及農藥污染的筆頭菜來製茶。

每年五～七月，筆頭菜會在日照良好的原野和路邊大量繁殖。

這時長出的新芽，可以等到秋天再來採收。

筆頭菜需煎煮後服用。

美味飲用法

①將乾燥筆頭菜5～10g放在玻璃瓶中，加入600cc。

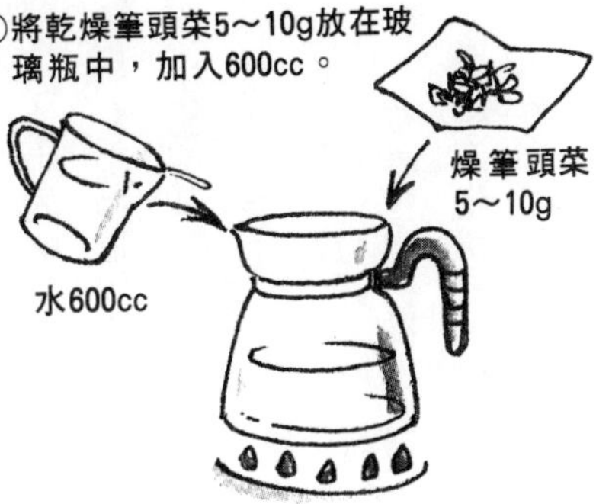

②用小火加熱，沸騰2～3分鐘後熄火。

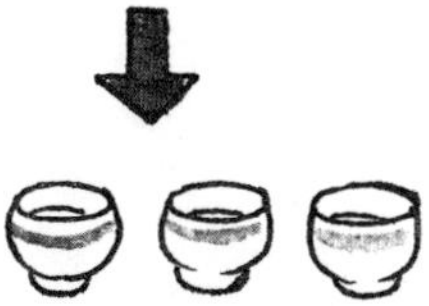

③1天3次飯後飲用。如為膽結石，可煮得濃些。

・筆頭菜化妝水

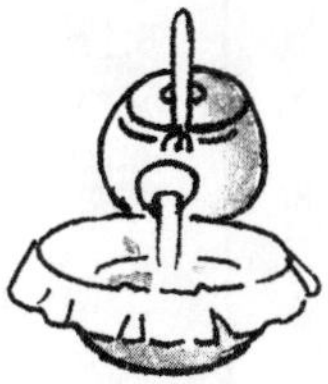

①煎液的溫度降至與體溫相當時，用紗布過濾，將200cc的液體倒入空瓶中。

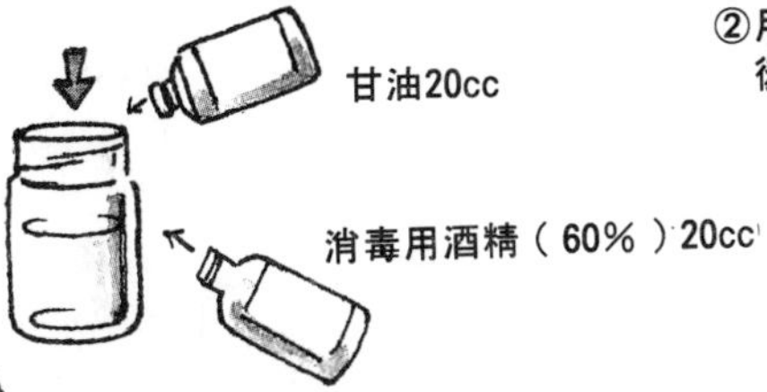

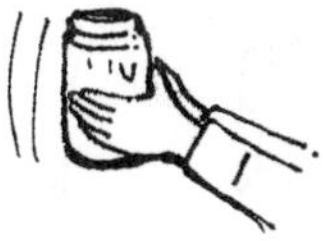

②加入甘油、消毒用酒精（60%）各20cc，蓋上蓋子輕輕上下搖晃。

如果是膽結石症，則必須煮濃些。

一次大量飲用，可能會對胃腸造成強烈刺激，必須適量。

筆頭菜化妝水的作用

筆頭菜的煎液冷卻後可當化妝水使用，對痱子、斑疹、濕疹等有效。

腎臟病

具有利尿效果，使腎臟機能旺盛

腎臟的作用

腎臟位於腹部兩側，成蠶豆狀，具過濾血液、製造尿液的作用。

使血液中的鹽分保持正常，讓老舊廢物和有毒物質隨著尿液一起排出，調節尿量使身體水分保持一定，是腎臟的主要功能。

腎臟功能不良時，初期症狀為血壓上升。接著會出現排出血尿、腎量漸少、尿中產生蛋白、浮腫等症狀。

腎臟的位置

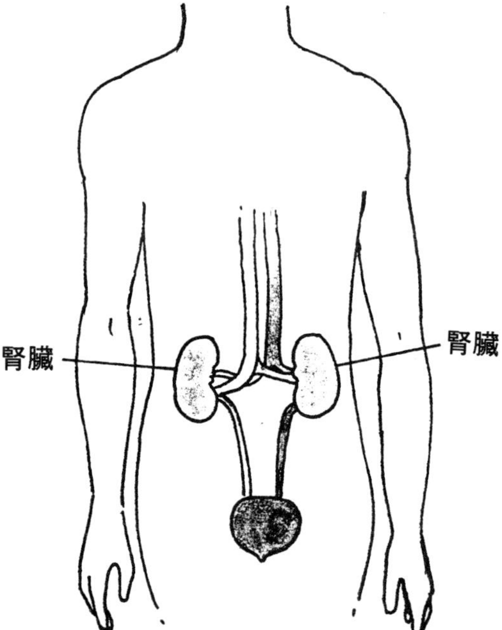

建議健康茶

河原決明茶

其他建議健康茶

甘　茶（P133）
車前草茶（P126）
柿葉茶（P141）
筆頭菜茶（P88）

食物療法與鉀的限制

腎臟疾病包括因腎臟發炎而引起的腎炎，在一年內痊癒者為急性腎炎，持續一年以上者稱為慢性腎炎。

腎臟機能減退時，甚至會引起腎不全。一旦腎臟機能看起來不可能恢復，就必須進行人工透析或移植腎臟。

治療方面除了靜養之外，還要避免增加腎臟的負擔，並採取食物療法，限制蛋白質、鹽分、水分的攝取。為免因腎臟機能減退而引起高鉀血症，必須限制鉀的攝取量。

具有利尿效果的健康茶很多，只要經常飲用，就可以使腎臟機能活絡。

但，鉀會促進排尿、消除浮腫，因此當病情惡化、醫師表示要限制鉀的攝取量時，務必特別注意。

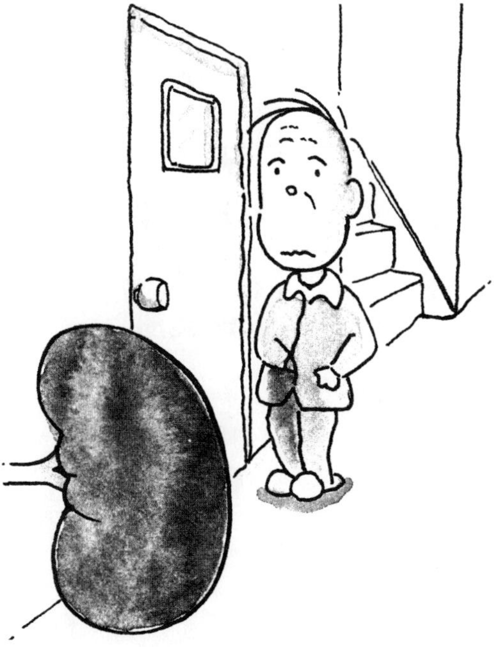

腎臟病

河原決明茶（濱茶）

藥用部份（生藥名）

地上部（山扁豆）

其它效果

★浮腫
★便秘
★健胃
★美肌

外用

●眼睛疲勞
●充血

去除浮腫，對便秘也有效

河原決明茶是弘法大師採摘其葉製成的茶，故又稱為弘法茶。屬於豆科植物，故又稱豆茶；因生長於海濱及岸邊，故又稱為濱茶、岸茶；復因與合歡的葉子類似，故又稱為合歡茶，廣為衆人所喜愛。目前市面上所販賣的為山扁豆。

河原決明含有少量的蒽醌及類黃酮類，具利尿作用及消除浮腫等效果。能夠促進排便，具有緩瀉作用、健胃及美肌效果。在外用方面，對眼睛疲勞和眼睛充血有效。

自製方法

河原決明是長於原野、路邊、海岸沙地的豆科一年草。每年八～九月時會留下一、二個

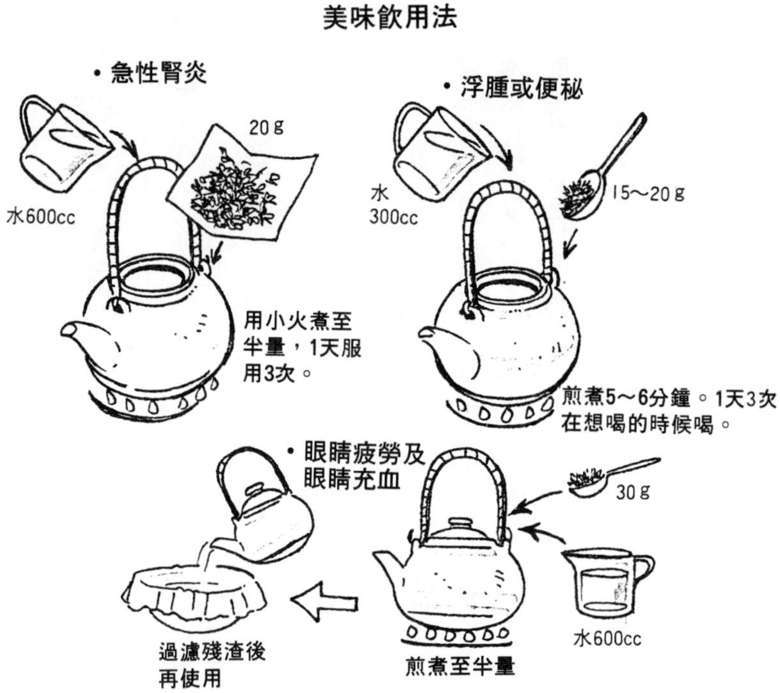
美味飲用法
•急性腎炎
20g
水600cc
用小火煮至半量，1天服用3次。
•浮腫或便秘
水300cc
15～20g
煎煮5～6分鐘。1天3次在想喝的時候喝。
•眼睛疲勞及眼睛充血
30g
水600cc
煎煮至半量
過濾殘渣後再使用

花，結成如豌豆片般的小型豆果。

與田萌類似，但河原決明整體都有細毛，田萌則沒有毛。此外，河原決明的莖為實心，田萌莖的上部卻是空洞。栽培容易，秋天採摘成熟的種子，翌年春天播種，經常施肥則長得更為茂盛。

美味飲用法

飲用法依症狀而各有不同。如欲治療眼睛疲勞及眼睛充血，可將煎煮液仔細過濾後用來洗眼，或對眼瞼進行溫濕布療法。

膽結石、輸尿管結石

建議健康茶

穗花杉茶

其他建議健康茶

溶解結石成分、改善疼痛

伴隨劇痛的膽結石

膽結石，是膽囊中膽汁成分凝固成石頭，阻塞膽囊的疾病。從心窩到右肋骨下方突然產生劇痛，甚至連右肩和背部也感到疼痛。大多在四十歲以後發病，女性發病率為男性的一•五～二倍。喜歡吃油膩食物或肥胖的人，必須注意。

輸尿管結石是由於尿液鹽分中的草酸鈣、尿酸鈣等成分凝固成石頭，阻塞輸尿管所引起的。輸尿管結石以二十～五十歲層的男性居多，發病率為女性的二•五倍。輸尿管結石時，會出現血尿，並且引起劇痛。

動物也會罹患結石

令人意外的是，動物也會罹患結石。由羚羊腹中取出的結石，昔日被當成解毒劑使用。將其與紅珊瑚、白琥珀、真珠等粉末製成的藥物，在十八世紀以前仍然十分昂貴。此外，也有記錄顯示，拿破崙曾由波斯帶回這種石藥。

在葛西善藏的小說『馬糞石』中曾經提到，日本人將馬腹的結石（稱為馬糞石）當成藥物使用。

發現結石時該如何是好？

很多醫生會將患者的結石保存下來，大大小小、各形各色的都有。但，結石會引起劇痛，可不是一件好玩的事。

容易罹患結石的人，一定要遵從醫生提醒的注意事項，保持適當的飲食和運動，並經常飲用穗花杉茶以溶解結石、預防結石發生。

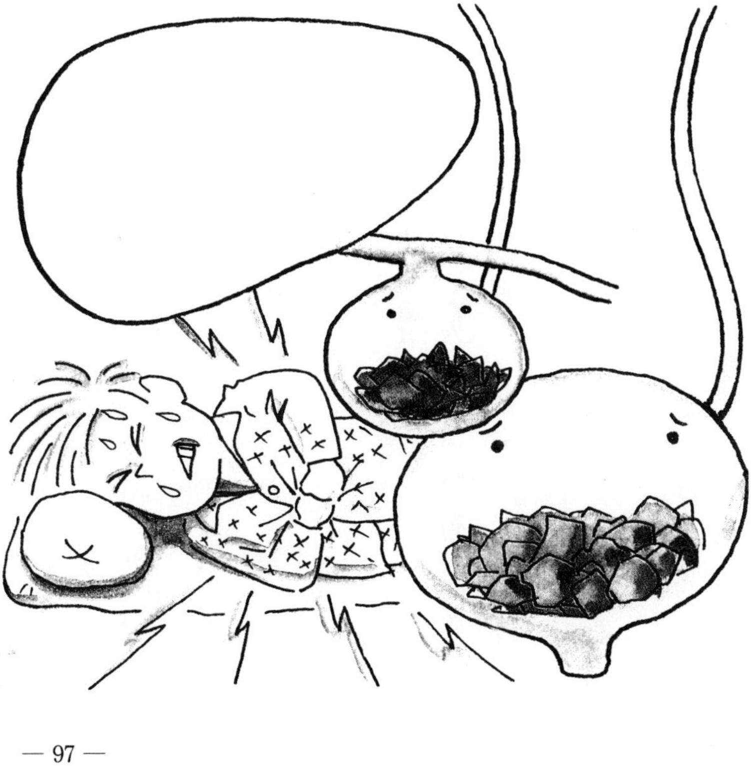

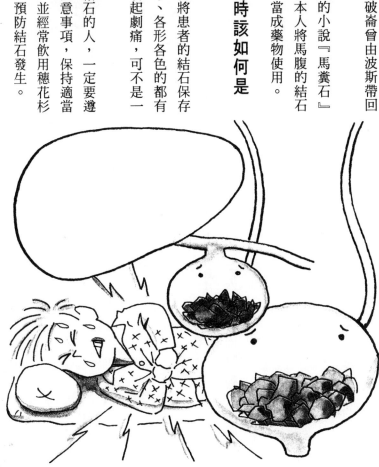

膽結石、輸尿管結石

穗花杉茶

藥用部份（生藥名）

枝葉

其它效果

◉

縮小結石、促進排出

穗花杉是長於四國、九州的常綠喬木，葉的背面呈白色為其特徵。

自古即傳說具有排石效能，以包括德島縣在內的四國地方為中心，均將其當民間藥使用。

目前，其藥理效果已經由科學方式獲得證實。

穗花杉富含鞣酸，可溶解結石的主要成分鈣質，使結石變小而易於排出，故又稱為「排石茶」。

結石的表面多半凹凸不平，因此在尿道移動時會產生劇痛。而穗花杉可使結石的表面溶解、變圓，即使排出也不會引起疼痛。

美味飲用法

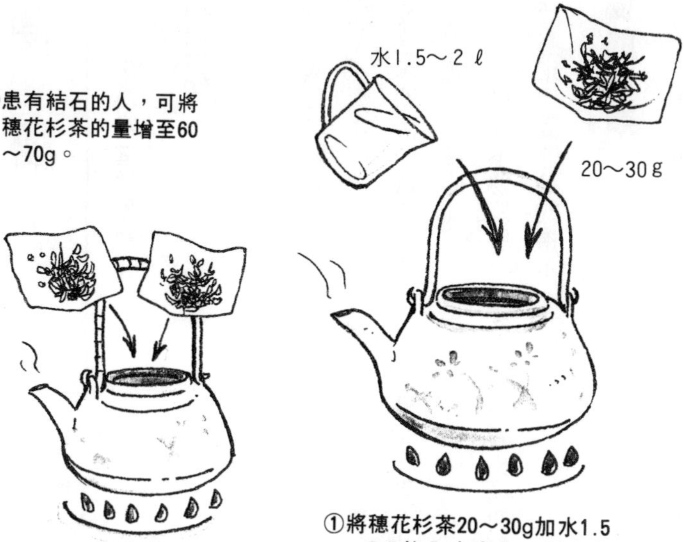

③患有結石的人，可將穗花杉茶的量增至60～70g。

①將穗花杉茶20～30g加水1.5～2ℓ放入水壺內，用小火煮20～30分鐘。

②1天多次，想喝的時候就喝。

自製法與美味飲用法

穗花杉的採摘時期在十～十一月，藥用部分為葉和小枝，要採摘充分成長的枝葉。

罹患結石的人，可煎煮濃汁飲用。

取得不易時，可使用市售的「排石茶」。

目前已有茶包型在市面上銷售，只需開水一沖即可飲用。此外，冰過之後喝起來更加美味。

當然，也可以使用已被認可為醫藥品的穗花杉萃取劑。

便秘

便秘有一半為常習性便秘

建議健康茶

蕺草茶

其他建議健康茶

明日葉茶（P56）
蘆薈茶（P73）
車前草茶（P124）
河原決明茶（P94）
香菇茶（P166）
決明茶（P105）
薏米茶（P181）
巴拉圭茶（P174）

何謂便秘

一般而言，三～四天以上不排便的狀態即為便秘。事實上，雖然每天排便，但量少且有殘便感，糞便較硬很難排出，或排便時感覺痛苦等情形，也視為便秘。每天排便的人，萬一變成二～三天才排便一次，而且感覺痛苦時，無疑即為便秘。

反之，即使一週只排便一次，但排便順暢，並不覺得痛苦的話，就沒有問題。

會引起不快感的便秘，當然要除之而後快。不過，可促進排便的緩瀉劑具有習慣性，慢性便秘患者最好不要使用。此外，高齡者和高血壓症患者排便太過用力時，可能會引起腦中風，故必須遵從醫師的指示。

便秘的種類

便秘可分器質性、暫時性、痙攣性、常習性數種。器質性便秘可能是由於大腸罹患慢性腸炎、腸閉塞、癌症等疾病，以致腸內容物很難通過而引起的，必須接受醫師的治療。暫時性便秘是由於出外旅行，生活環境變化導致精神緊張或睡眠不足所引起。含可使糞便變硬的鞣酸較多的咖啡、紅茶、綠茶等飲用過量，或苦澀、澀液太強的食品吃得太多，也會引起暫時性便秘。

痙攣性便秘是因為壓力使腸的緊張度提高，引起痙攣性收縮而形成不易排便的狀態。這時，會排出如兔糞般的小硬便，或在便秘後出現下痢症狀。最常見的是常習性便秘，便秘的人當中有一半以上屬於此種類型。原因包括大腸的蠕動運動較弱、忍耐排便、運動不足，含水分和纖維質的食物攝取不足等等。

便秘的分類

器質性便秘	因大腸罹患慢性腸炎、腸閉塞、癌症等疾病所引起的，必須接受醫師診治。
暫時性便秘	因旅行、生活變化、睡眠不足或攝取過多含鞣酸、澀汁較多的食品所引起。
痙攣性便秘	因壓力使腸產生痙攣性收縮而不易排便。便秘後會有下痢症狀。
常習性便秘	因大腸的蠕動運動較弱所引起。強忍便意、運動不足、水分或纖維質不足等均為原因。一半以上的便秘屬於此類型。

便秘

蕺草茶

藥用部份（生藥名）

地上部（十藥）

其它效果

★動脈硬化
★高血壓
★下痢
★浮腫
★膀胱炎

外　用

●割傷
●長腫疱
●痔瘡
●鼻蓄膿症
●蚊蟲叮咬

健康茶的代表

經常飲用健康茶不但可以改善體質，沒有副作用，而且還可以治癒很難消除的慢性便秘。

蕺草茶是健康茶中最大衆化的一種。

漢方稱為「十藥」，據說共具有十種藥效，是非常好的藥草。

有人認為蕺草是一種毒草，但其名稱卻有抑制毒性的含意。

蕺草在日本大受歡迎的理由之一，是因為北自北海道、南迄九州，幾乎日本全土都可以看到這種野生的多年草。但蕺草遍布全球各地，日本只不過是繁殖最盛的地區而已。

當然，艮好的藥效也是它受人歡迎的一大理由。

多種藥效，自古以來即廣受歡迎

據六世紀寫成的『齊民要術』所言，中國自古即將蕺草做成醋漬菜來吃。而在日本，江戶時代的藥草書『大和本草』及附圖的百科事典『和漢三才圖繪』中，也提到蕺草的優良藥效。

根據戰後進行的藥效研究，蕺草含有黃酮系列成分，具有促進排便的作用。黃酮系列成分能防止血管（尤其是微血管）脆弱，並加以強化。其利尿作用可增加尿量、使血壓下降，具有促進新陳代謝的效果。

利尿效果對懷孕所引起的浮腫及膀胱炎有效。蕺草中含有具利尿效果的鉀。

另外，外用蕺草生葉的習慣自古有之。

蕺草特有的氣味來自醛系列成分，具強力殺菌效果，對細菌性下痢有效。

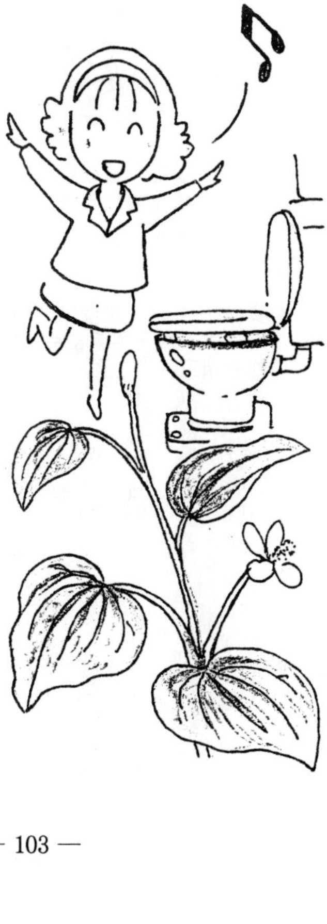

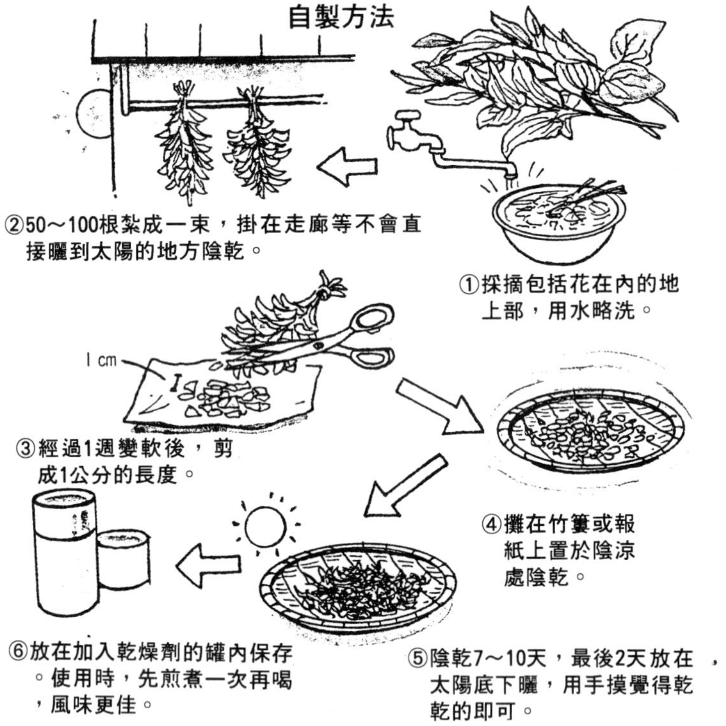
自製方法
②50～100根紮成一束，掛在走廊等不會直接曬到太陽的地方陰乾。
①採摘包括花在內的地上部，用水略洗。
1 cm
③經過1週變軟後，剪成1公分的長度。
④攤在竹簍或報紙上置於陰涼處陰乾。
⑥放在加入乾燥劑的罐內保存。使用時，先煎煮一次再喝，風味更佳。
⑤陰乾7～10天，最後2天放在太陽底下曬，用手摸覺得乾乾的即可。

自製方法

蕺草取得容易，在藥局或超市均可買到製品。如果能就近採摘群生的蕺草，親自製作蕺草茶，那就更好了。

採摘時期從開花期六月～八月為止。剛開花的六月，是藥效最高的時期。

蕺草生長在濕氣較高的陰暗處，繁殖力十分旺盛，地下的根莖會不斷增生，為多年草，採摘時只要不連根拔起，就會繼續生長。

美味飲用法

美味飲用法

• 當茶喝

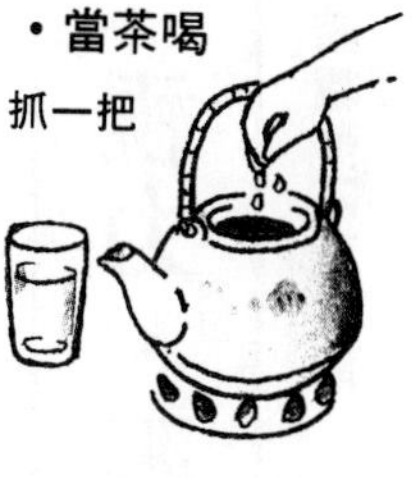

抓一把蕺草放入沸騰的水中，用小火煮3分鐘即可。冷卻後喝也非常美味。

• 預防動脈硬化、高血壓

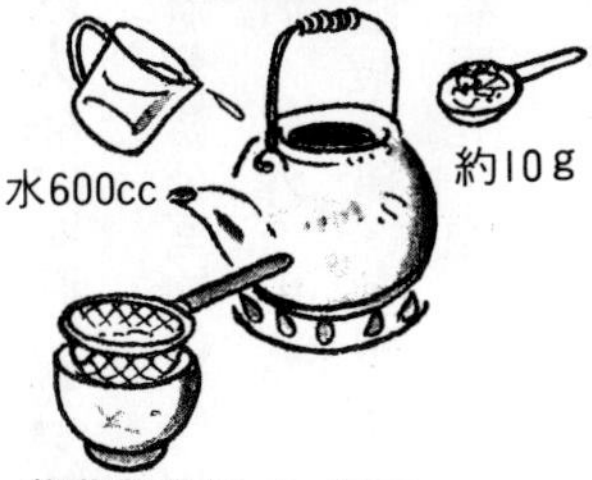

將蕺草約10g加水600cc煮作3/ 4量，過濾後空腹飲用。

• 便秘

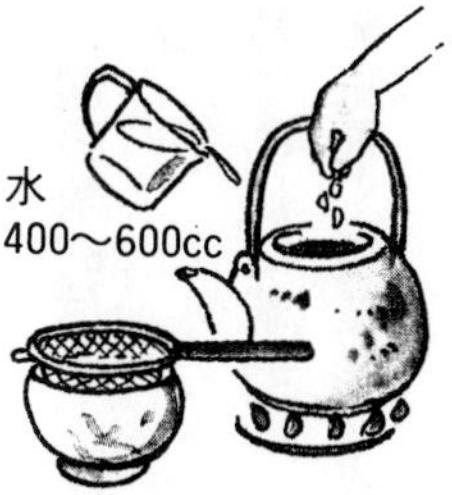

蕺草一把加水400～600cc煮至半量，過濾後飲用。

便秘或動脈硬化等疾病，可配合症狀調節濃度來飲用。如為頑固便秘，則濃度應該高些。

蕺草茶帶有澀味，故可與薏米等自己喜歡的茶混合，喝起來不僅更加美味，而且還具有相輔相乘的藥效。

各種利用方法

生葉具有殺菌效果，對割傷和蚊蟲叮咬有效。只需將生葉稍加揉捏、貼於患部即可。這是從老年人那兒聽說，或是小時候曾經親身體驗過的治療方法。此外，也可以用來治療鼻蓄膿症。只要將生葉用少量的鹽揉捏，捲起來塞在鼻孔中，三十分鐘後即可擤出鼻內的蓄膿。治療痔瘡時，只需將生葉用少量的鹽揉捏，然後貼於患部即可。如能同時飲用蕺草茶以防止便秘，將可提高治療效果。對於腫疱和特應性皮膚炎，可塗抹生葉擠汁。另外，蕺草茶對強化微血管、促進血液循環、提高新陳代謝等有效。將蕺草茶放入棉布袋中，丟進浴缸裡泡澡，不單可使身體溫暖，對腰痛、肩膀酸痛、手腳冰冷症、痔瘡等也有效。

視力、眼睛

建議健康茶

菊花茶
決明茶

其他建議健康茶

車前草茶（P126）
松葉茶（P44）

眼睛疲勞不可輕忽

現代人的眼睛容易疲倦

隨著辦公室的OA化，現代人經常面對著電腦和文字處理機，因而在不知不覺中過度使用眼力。此外，由於電視、電動玩具的普及，一天到晚盯著畫面的孩子也不少。

眼睛疼痛、刺眼、充血、流淚、眩目等症狀放任不管的話，可能會導致頭痛、肩膀酸痛、頭昏眼花、噁心等症狀。

重視眼睛的保護

有關眼睛的休養，除了讓身體休息之外，還要充分攝取對眼睛有益的維他命A、B_1、B_2、C等。

經常酷使眼睛的人，一定要嚐試對眼睛有益的健康茶。依症狀不同，若原因在於糖尿病、腦部障礙、頸椎異常或更年期障礙等，而且無法改善，則必須到醫院接受檢查。

視力、眼睛

決明茶

藥用部份（生藥名）

種子（決明子）、葉

其它效果

★便秘
★肝病
★高血壓
★消除疲勞
★宿醉

決明子是吃的眼藥

決明茶的原料決明子，即決明的種子，為原產於北美的豆科一年草。決明子是漢方生藥，意指服用後可使視野清晰。

在平安時代的『本草和名』中，所記載決明的和名，有野蠻、外國的意思，原因即在於它是由外國傳入的。

昔日，同為一年生的決明草的種子，稱為望江南，因其不耐寒、收穫量少，故被比較耐寒、可結許多種子的決明取代。現在所說的決明茶，是以決明種子煎煮而成的。

乾燥的決明莖葉，也以「望江南」之名在市面上銷售，藥效和決明茶相同。

成分與效果

決明子中含有蒽醌類的大黃酚、佛提素、鈍葉素等有效成分，具有利尿和緩瀉作用。利尿效果較高，是因為沖出疲勞元凶尿酸的力量較強，因此能夠消除疲勞、預防高血壓。

漢方認為，眼睛與肝功能有密切關係。在大約二千年前的古典『素問』『靈樞』中即載明：「肝氣通目、肝和則目可辨五色」。亦即只要肝功能正常，眼睛就能看得很清楚。由此可知，肝功能和視力有密切關係。

決明子對肝臟很好，當然也是明目的生藥。

煎汁可當外用，對治療眼睛疲勞、眼睛充血有效。

自製方法

現今決明茶所用的決明，是在關東以西的各縣，如奈良縣、烏取縣等地栽培的。

製作決明茶時，應在豆果成熟的九～十月採摘，在陽光

眼睛疲勞和眼睛充血

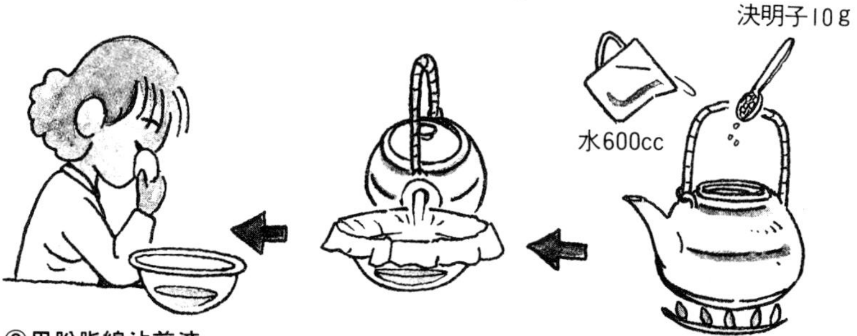

①決明子10g加水600cc煮至半量。

②過濾殘渣。

③用脫脂綿沾煎液洗眼。

下充分晒乾。為避免濕氣，乾燥後的種子應放在加入乾燥劑的罐子裡保存。

飲用時，只煎煮所需分量來飲用，更能增進其美味。

市售的決明茶已經烤過，決明子則未經烘焙，故前者喝起來較為美味。

決明葉也具有藥效，戰時曾被當成瀉藥的代用品，命名為決明葉。

使用葉子時，要採摘六～八月時的葉子，用水洗淨後攤在報紙上使其乾燥，然後用手揉搓，當茶飲用即可。

美味飲用法

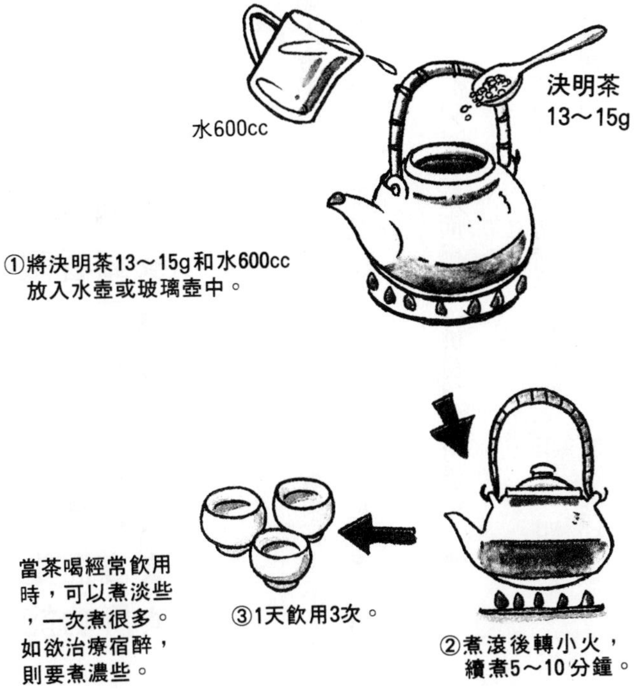
水600cc
決明茶
13～15g
①將決明茶13～15g和水600cc
放入水壺或玻璃壺中。
②煮滾後轉小火，
續煮5～10分鐘。
③1天飲用3次。
當茶喝經常飲用
時，可以煮淡些
，一次煮很多。
如欲治療宿醉，
則要煮濃些。

視力、眼睛

菊花茶

藥用部份（生藥名）

花（菊花）

其它效果

★頭痛
★頭昏眼花
★耳鳴
★感冒
★發燒
★鎮靜
★止咳
★高血壓
★肝功能障礙

菊花茶可使眼睛美麗

在農曆九月九日重陽節這天，中國人會喝菊花製成的藥用酒菊酒，藉此祈求長生不老。這個風俗後來也傳入日本，平安時代會在宮中召開賞菊宴。在古代的文獻也指出，用乾燥的菊花作成的菊枕，可消除頭痛。

菊花具有解毒作用，生魚片點綴菊花不光只是裝飾而已，一併食用還可避免食物中毒。漢方將菊的花稱為「菊花」。

根據藥學古典『本草綱目』的記載，菊花的效用為：「解頭目風熱、平肝、明目」。換言之，菊花茶具有治療眼睛疲勞和視力模糊，預防、改善老花眼和白內障等效果。

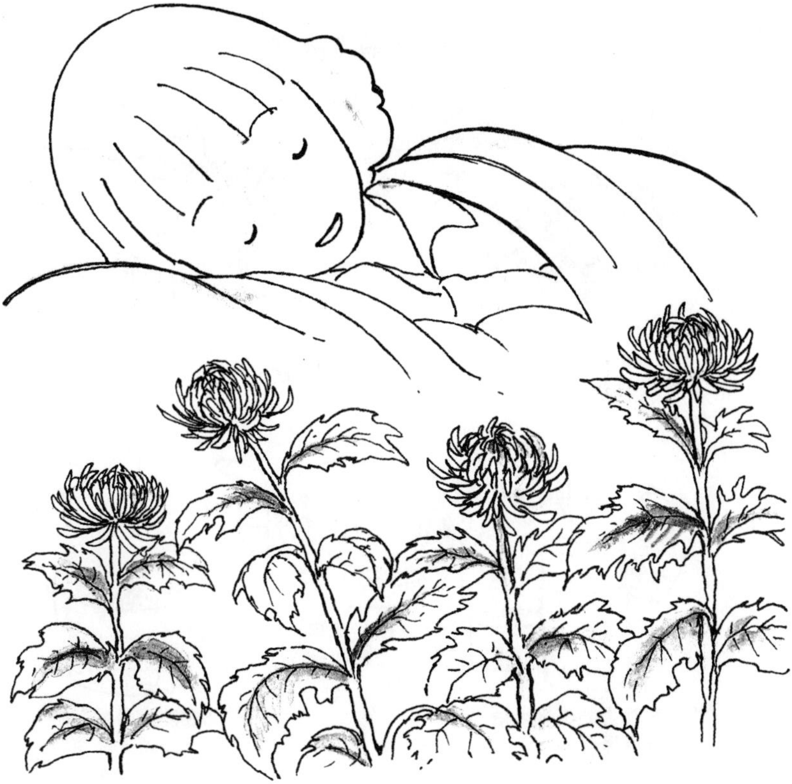

菊花的種類

漢方生藥菊花，多半由中國大陸輸入，香氣較強為其特徵。

一般菊花含有維他命A及花色素等精油。

安定精神

以菊花作用的菊枕、菊被，據說能消除失眠、安定精神。至於為何能消除失眠，目前仍不得而知。不過，菊花的香味具有安定精神的作用，精油成分則具有促進血液循環的作用。

自製方法

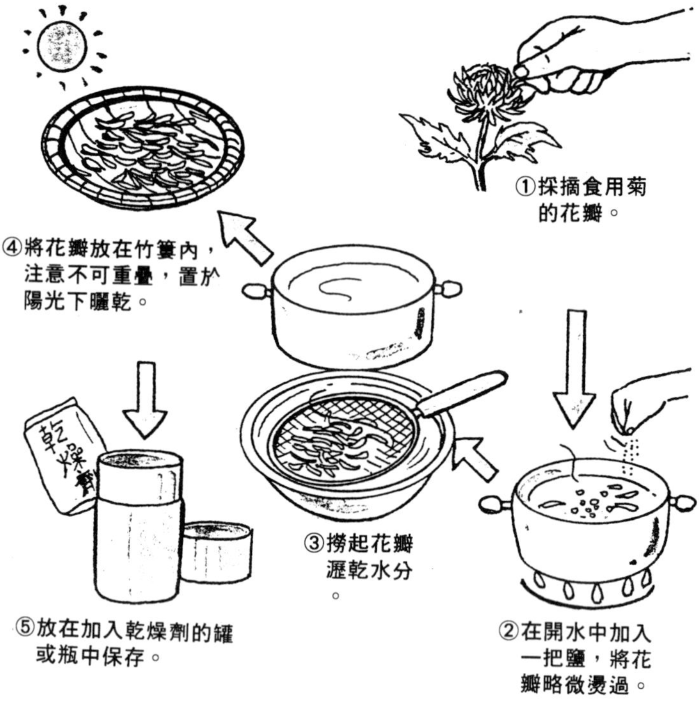
①採摘食用菊
的花瓣。
②在開水中加入
一把鹽，將花
瓣略微燙過。
③撈起花瓣
瀝乾水分
。
④將花瓣放在竹簍內，
注意不可重疊，置於
陽光下曬乾。
⑤放在加入乾燥劑的罐
或瓶中保存。
乾燥劑

此外，填塞菊花可使更多空氣進行棉被裡，故具有保溫效果。因為能安定精神，促進血液循環及保溫，所以才產生安眠效果吧？

日本關東以北的居民，盛行食用醋漬菊花。近年來，菊花因具有降血壓作用而倍受矚目。

自製法與美味飲用法

可取得食用菊時，不妨多加利用。菊海苔是將菊花乾燥後製成海苔的形狀，在市面上可以買到，為食用加

美味飲用法

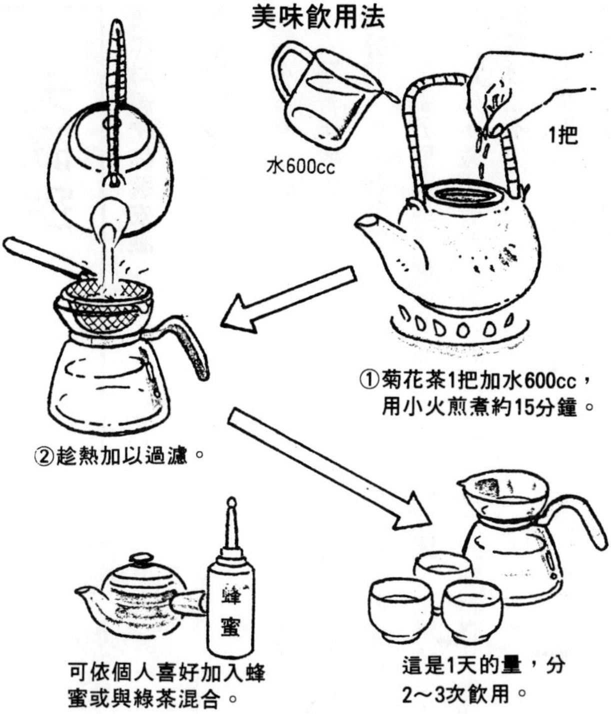
水600cc
1把
①菊花茶1把加水600cc，用小火煎煮約15分鐘。
②趁熱加以過濾。
蜂蜜
可依個人喜好加入蜂蜜或與綠茶混合。
這是1天的量，分2～3次飲用。

工品，必須先用開水浸泡還原，再用來作菜。

菊海苔經過乾燥處理，只要煎碎即可使用。但其主產地在東北地方，在西日本取得不易。這時，可以改用漢方生藥的菊花。

飲用菊花茶時，可依個人喜好加點蜂蜜，喝起來更為美味。此外，菊花茶和綠茶以二：一的比例混合，喝起來十分美味。

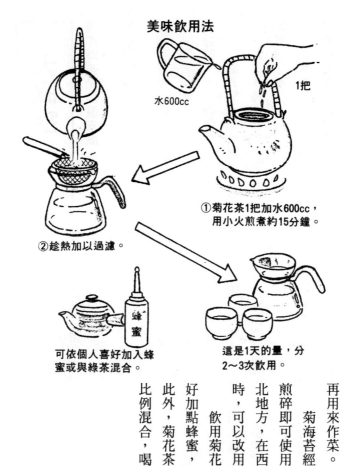

失眠症

建議健康茶

紫蘇茶

其他建議健康茶

番紅花茶（P157）
松葉茶（P44）

鎮靜神經、促進安眠

失眠的痛苦

夜裡無法成眠或睡眠較淺、容易清醒，是很痛苦的事情。

隨著年齡的增長，生理上的睡眠時間較短，再加上與年輕人相比，高齡者從事會使身體疲勞的工作或運動的機會較少，故無法熟睡的情形屢見不鮮。

失眠的原因包括環境的原因、疾病的原因、精神的原因等，因人而異。

此外，睡不著的人有時原因不明，但是詳細調查其生活狀況，發現實際上得到真正睡眠的機會並不少。

如果在他人的眼裡看來，明顯地無法得到熟睡狀態，且長時間持續，經常疲憊不堪，則需要接受醫院的檢查。

睡眠能夠消除一天的疲勞，對健康而言是重大的要素。如果想要消除壓力、鎮靜神經而得到安眠，則可以嘗試健康茶的效用。

失眠的主要原因

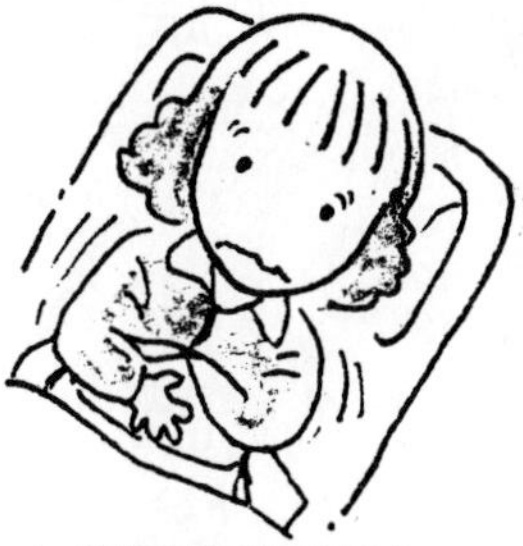

身體疾病

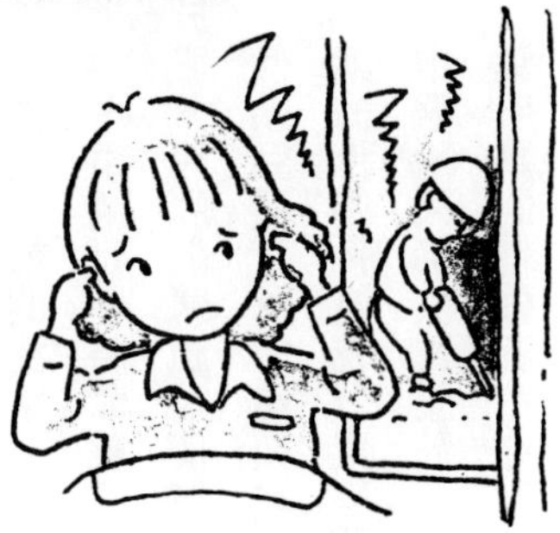

環境的原因

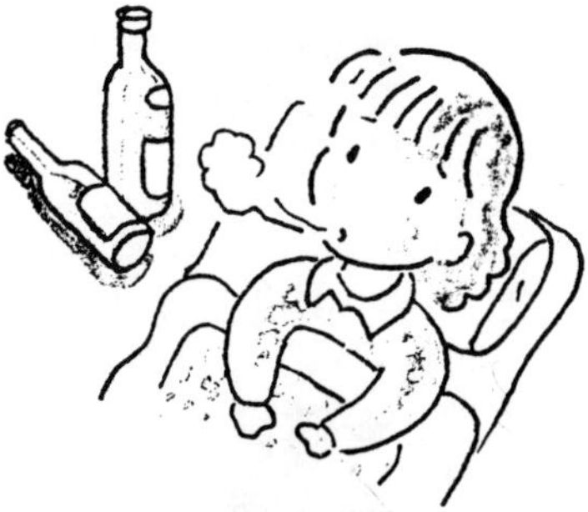

藥物、飲酒

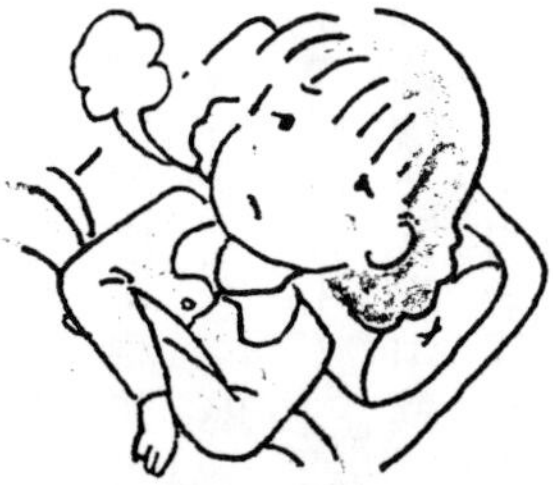

精神的原因

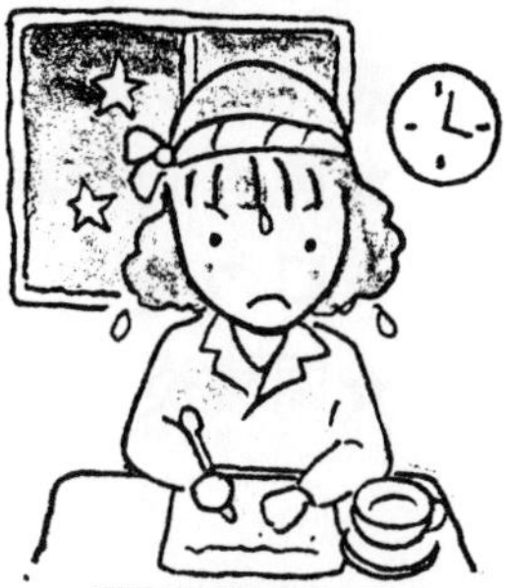

不規律的生活

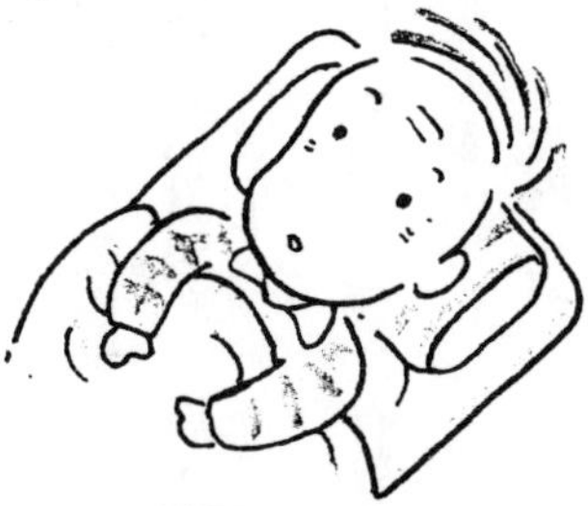

老人性失眠

失眠症

紫蘇茶

藥用部份（生藥名）
葉（紫蘇葉）
種（紫蘇子）

其它效果

★健胃
★止咳
★去痰
★預防動脈硬化
★魚等的中毒
★口內炎
★扁桃炎

藉由紫蘇茶而得以熟睡

對失眠有效的藥草，身邊就有。那就是經常出現在餐桌上的紫蘇。

『本草綱目』將紫蘇稱為「蘇」，載明它「辛味、具溫熱身體的作用、使皮膚鬆弛、發散於表。可驅散寒風，使氣循環以調和胃腸、消痰、潤肺，緩和血液使腹部溫暖、止痛、止咳、使胎兒穩定、解魚蟹之毒，治療蛇、犬所造成之咬傷」。

紫蘇葉的香氣成分紫蘇醛，具有安定精神的作用，對失眠、神經症、氣喘、感冒等有效。中醫用來治療胃腸較弱者的感冒的香蘇散及其它中藥，很多都含有紫蘇。

葉所具的精神安定作用較強。用青紫蘇作成的紫蘇茶或青紫蘇酒，可鎮靜亢奮的神經，使人得以熟睡。

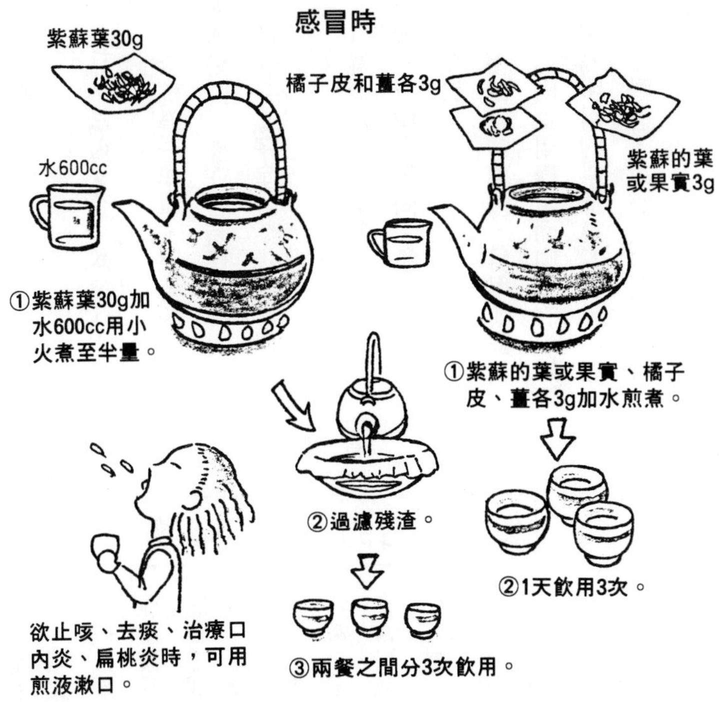
感冒時
紫蘇葉30g
水600cc
①紫蘇葉30g加水600cc用小火煮至半量。
②過濾殘渣。
③兩餐之間分3次飲用。
欲止咳、去痰、治療口內炎、扁桃炎時，可用煎液漱口。
橘子皮和薑各3g
紫蘇的葉或果實3g
①紫蘇的葉或果實、橘子皮、薑各3g加水煎煮。
②1天飲用3次。

各種效果

紫蘇具有發汗、止咳作用，故可治療感冒。對於口內炎、扁桃炎或欲止咳、去痰時，只要用煎液漱口即可。

生魚片之所以附帶紫蘇，主要是因後者具有殺菌作用，能預防中毒，故最好一起吃掉。

紫蘇莖、葉中所含的精油成分紫蘇醛，具有抑制細菌類繁殖的制菌作用，可當醬油等的防腐劑來使用。

此外，紫蘇油中含量豐富的不飽和脂肪酸α—亞麻酸，對維持健康而言不可或缺，能提高免疲力，預防動脈硬化及癌症，相當受人矚目。

自製法與美味飲用法

紫蘇為一年草，原產於中國西南地區。而在古時候即傳入日本的，是葉子呈紅紫色的紅紫蘇。

紅紫蘇、青紫蘇均具藥效，但因成分稍有不同，藥效多少也有點差異。

相傳名醫華陀，曾用紫蘇救了一名因食用螃蟹而中毒的少年。因為所用的紫蘇為紫色，又能使少年甦醒，故將其命名為「紫蘇」。

專欄

備受矚目的α—亞麻酸

最近，魚脂和紫蘇油均備受矚目。脂又分為動物性脂肪與植物性脂肪，一般人均認為植物性＝健康。但，植物性亞油酸系的不飽和脂肪酸攝取過多，對身體會造成不良影響。

這時登場的是α—亞麻酸。α—亞麻酸進入體內後，會變為二十碳五烯酸（EPA）及二十二碳六烯酸（DHA）。EPA能預防心肌梗塞與腦血栓，DHA可促進腦的功能。

含量較多的食品，包括蔬菜、根菜、魚及當食用油使用的紫蘇油等。

均衡攝取這些脂肪非常重要，缺乏時只要攝取α—亞麻酸系列的脂肪，即可預防成人病。

自製法與美味飲用法

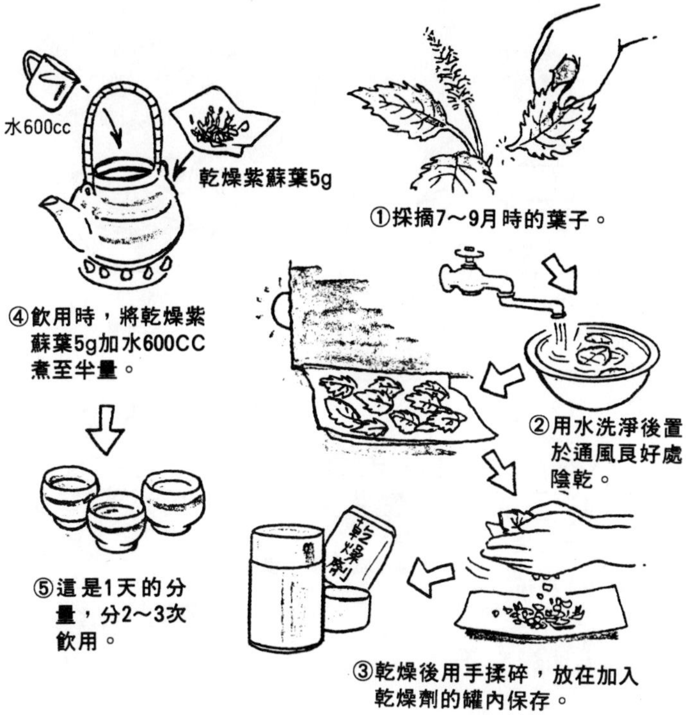
水600cc
乾燥紫蘇葉5g
①採摘7～9月時的葉子。
②用水洗淨後置於通風良好處陰乾。
乾燥劑
③乾燥後用手揉碎，放在加入乾燥劑的罐內保存。
④飲用時，將乾燥紫蘇葉5g加水600CC煮至半量。
⑤這是1天的分量，分2～3次飲用。

當成梅乾著色料使用的紅紫蘇葉，用鹽揉捏可產生色素，具有防腐、殺菌作用。

任何一種紫蘇均含有維他命A、B_1、B_2、C和鈣、磷、鐵等礦物質，營養十分豐富。

對失眠有效的青紫蘇，營養價值較高，藥用效果則以紅紫蘇較高。

紫蘇繁殖力旺盛，在日照良好的庭院和陽台，都能充分成長。

通常在四月下旬～五月上旬播種，到了夏秋之際葉子便已長得非常茂盛。

紫蘇酒的作法

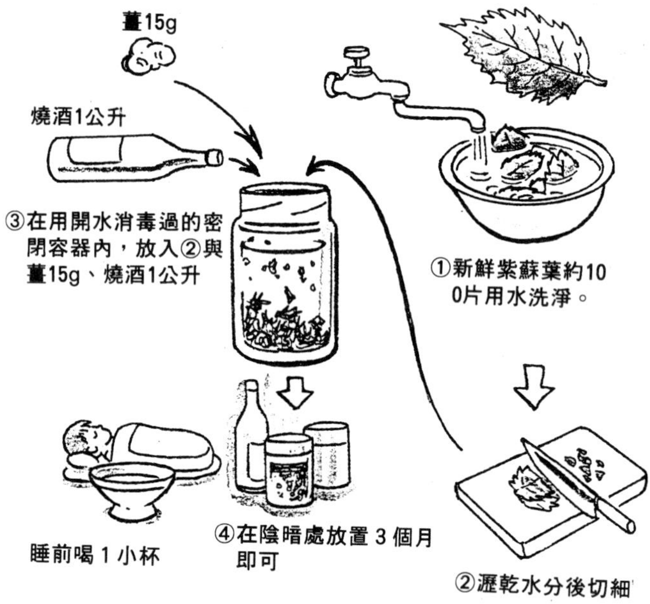
薑15g
燒酒1公升
③在用開水消毒過的密閉容器內，放入②與薑15g、燒酒1公升
①新鮮紫蘇葉約100片用水洗淨。
睡前喝 1 小杯
④在陰暗處放置 3 個月即可
②瀝乾水分後切細

當茶喝時是以乾燥的葉來煎煮，一天飲用三次。

種子具有相同效果，多半在十～十二月採摘，取出裡面的種子加以利用。

紫蘇酒的作法

睡前飲用紫蘇酒可治療失眠症。紫蘇酒的作法非常簡單，只要浸泡日本酒即可。

浸泡紫蘇酒的方法如上圖所示。

建議健康茶

錐形果茶

其　他
建議健康茶

甘草茶（P137）
芭藥茶（P62）
紫蘇茶（P116）

焦躁、精神不安定

焦躁會導致體調和人際關係崩潰

壓力為萬病之源……

在現代這個壓力社會裡，不論是小孩或大人都很難悠閒度日。壓力積存會使人變得焦躁，人際關係和體調也會受到不良影響。

像胃炎、胃潰瘍、十二指腸潰瘍、支氣管氣喘、便秘、高血壓、低血壓、白髮、圓形脫毛症、肩膀酸痛等症狀，據說主要都是由壓力所引起的。

最近，兒童因為壓力而罹患胃潰瘍的例子也出現了。

容易焦躁的人，常常被形容為「歇斯底里」。罹患屬於神經症之一的歇斯底里時，會出現手腳發麻、眼睛看不清楚、耳朵聽不清楚、缺乏食慾、喉嚨阻塞等症狀，必須接受神經科醫師的診斷。

因壓力而引起的焦躁，首先必須去除原因，不過試試具有鎮靜作用的健康茶也無妨。

焦躁、精神不安定

錐形果茶

藥用部份（生藥名）

葉、莖

其它效果

★慢性支氣管炎
★去痰
★止咳
★強壯

含有具鎮靜效果的皂角苷

錐形果的甘味成分中，含有和高麗人蔘的藥用成分相同的皂角苷的報告，於一九七七年由德島文理科大學生藥研究所所長竹本常松教授，日本生藥學會上正式發表，旋即掀起一陣熱潮。

錐形果漢方稱為七葉膽，在『神農本草經』中提到它具有促進新陳代謝的效能，然在『本草綱目』『中國醫學大辭典』中則未見提及。因為，長久以來它一直是被遺忘的存在。與高麗人蔘相比，錐形果所含的皂角苷很少，並不具有興奮作用。對大腦中樞具有鎮靜作用，可消除由壓力所引起的各種症狀，並具有促進新陳代謝、強壯等效果。

錐形果屬於瓜科植物，是自生於山地樹蔭和草叢中的蔓性多年草。有著不斷伸展的藤蔓

美味飲用法

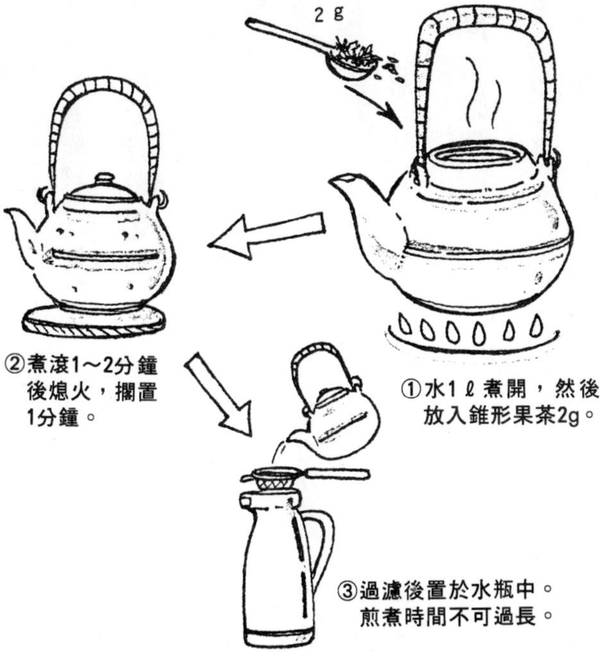
2g
①水1ℓ煮開，然後放入錐形果茶2g。
②煮滾1～2分鐘後熄火，擱置1分鐘。
③過濾後置於水瓶中。煎煮時間不可過長。

為其特徵，晚秋時會結穗，開黃綠色小花。生葉多半具有甘味，一部份則含有苦味，至於其藥效差距則不得而知。

自製法與美味飲用法

繁殖力非常旺盛，故只要在梅雨季節將新枝插在土中即可生根、成長。

皂角苷易溶於水，所以不必長時間煎煮，這樣才能煮出適度的甜味。

止咳、去痰

排出細菌及老舊廢物的防禦反應

建議健康茶

車前草茶

其　他
建議健康茶

錐形果茶（P122）
枸杞茶（P193）
櫻茶（P130）
番紅花茶（P157）
紫蘇茶（P116）
枇杷葉茶（P68）

咳嗽與痰是防禦反應

咳嗽與痰，是為了不讓空氣中的灰塵或細菌等進入肺內，將其排出體外的防禦反應之一。咳嗽，包括乾咳、濕咳等數種。

感冒時的咳嗽，是為了咳出氣道粘膜的分泌物痰而引起的。摻雜膿的黃色痰，是細菌和老舊廢物的集合體，最好藉由咳嗽將其排出體外。痰粘在氣管上時，會導致呼吸困難。萬一痰無法順利排出，可能會誘發疾病。

長時間咳嗽時

咳嗽持續好幾天或嚴重到夜晚無法成眠時，飲用具止咳效果的健康茶即可緩和症狀。

原因不明的咳嗽長時間持續，或是痰中摻雜血絲時，應速至醫院接受檢查。

咳嗽與痰的構造

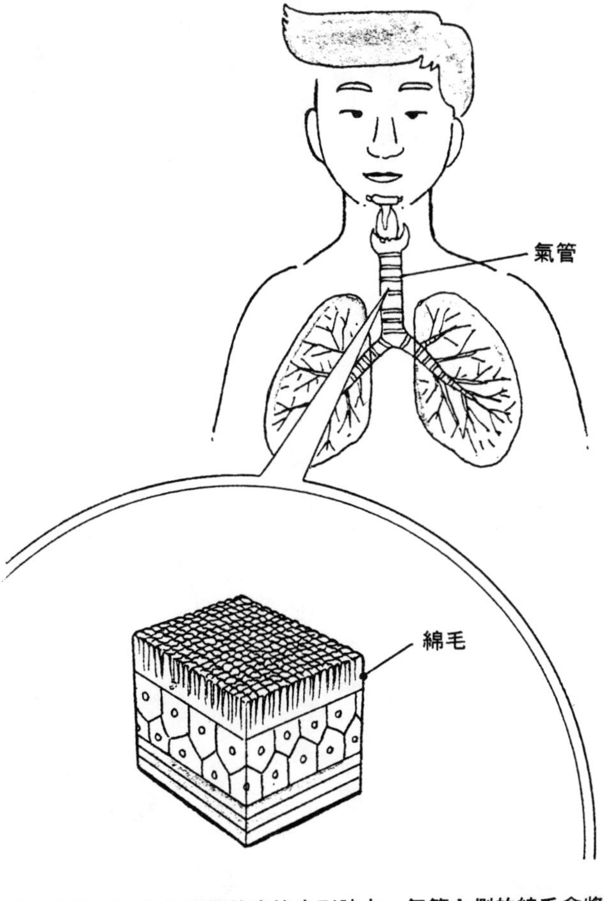

為免隨著呼吸進入氣管的塵埃來到肺中，氣管內側的絨毛會將其擋住，藉著橫隔膜和肋間肌的收縮，隨咳嗽一起排出體外。塵埃較多時，會分泌粘液，即所謂的痰。

止咳、去痰

車前草茶

藥用部份（生藥名）
全草（車前草）
種子（車前子）

其它效果

★眼睛疲勞
★便秘
★壓力
★夜尿症

外　用

●割傷

◉

成為止咳新藥

二人各拿一支附莖的車前草花，交叉互扯的遊戲，想必很多人都玩過。

到處可見的車前草，種子隨著人或車子而四處繁殖，其生藥名為「車前草」。種子為「車前子」，是止咳藥的原料。

成分與效果

車前草的有效成分，包括膽碱和車前苷。車前苷具有舒緩呼吸的效果，膽碱則能改善便秘。因具有利尿作用，故對夜尿症和腎臟病也有效。

因為對肝臟有效，故可改善眼睛疲勞。將生葉揉捏後貼於割傷部位，可使傷口迅速痊癒。

自製法與美味飲用法

・止咳、去痰

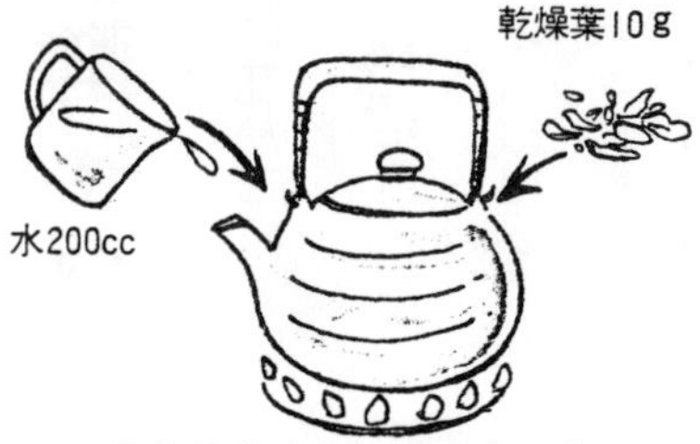

①乾燥葉（包括種子在內）10g加水200cc煮至半量，1天3次在兩餐之間飲用。

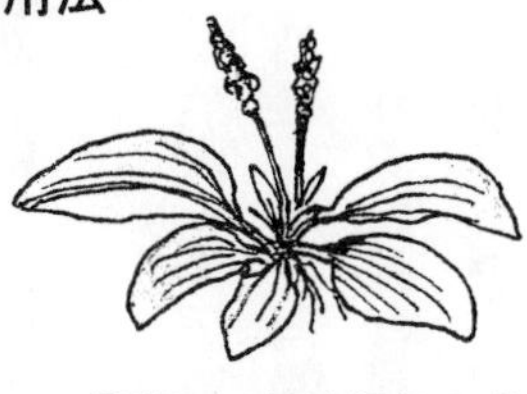

①在7～8月時採摘全草用水洗淨。

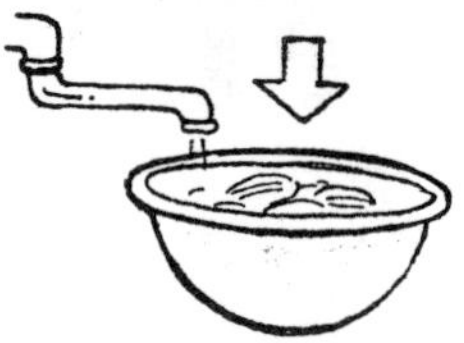

・眼睛疲勞

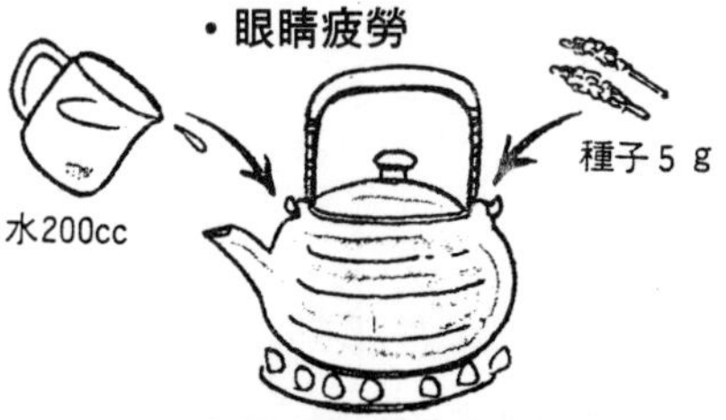

①種子5g加水200cc煮至半量，1天分3次飲用。

②曬二天後改採陰乾方式使其充分乾燥。

自製法與美味飲用法

採摘全草使其充分乾燥。尤其種子具有止咳效果，可加入乾燥藥中一併飲用。

欲止咳、去痰時，將乾燥葉煎煮後在兩餐之間飲用。

眼睛容易疲倦，壓力大的人，每天當茶喝可改善體質。

取得不易的話，可到中藥店購買「車前草」，自然食品店裡賣的車前草也可多加利用。

宿醉、惡醉

酒醉的原因在於乙醛

宿醉的構造

酒精進入體內後，會通過胃腸，由肝臟加以處理。藉酵素的力量，首先變成對神經有害的乙醛，接著成為醋酸，最後分解為水和二氧化碳，隨著氣息和尿液排出體外。

然而，大量攝取酒精時，乙醛會在體內循環，成為宿醉的原因。

肝功能具有個人差，因此每個人都要知道自己肝臟的容許範圍，不可過度役使。

魚和瘦肉等可延遲體內對酒精的吸收

建議健康茶

櫻茶

其他建議健康茶

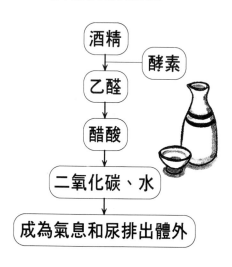

烏龍茶（P178）
鬱金茶（P86）
柿葉茶（P141）
薑　茶（P148）
當藥茶（P82）

酒精分解過程

酒精
↓ ← 酵素
乙醛
↓
醋酸
↓
二氧化碳、水
↓
成為氣息和尿排出體外

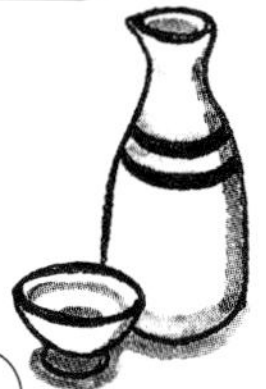

，故喝酒時要一併攝取。

促進酒精的分解

想要消除醉意或去除宿醉時，首先必須使循環血液中的乙醛儘早排出體外。

飲用具有利尿作用的健康茶、煎煮的綠茶、稀釋的咖啡，或吃了二～三個在柿子成熟的季節採摘的甜柿（乾柿亦可），即可使血液中的酒精迅速分解。

在此要介紹的，是自古即認為對宿醉有效的健康茶。

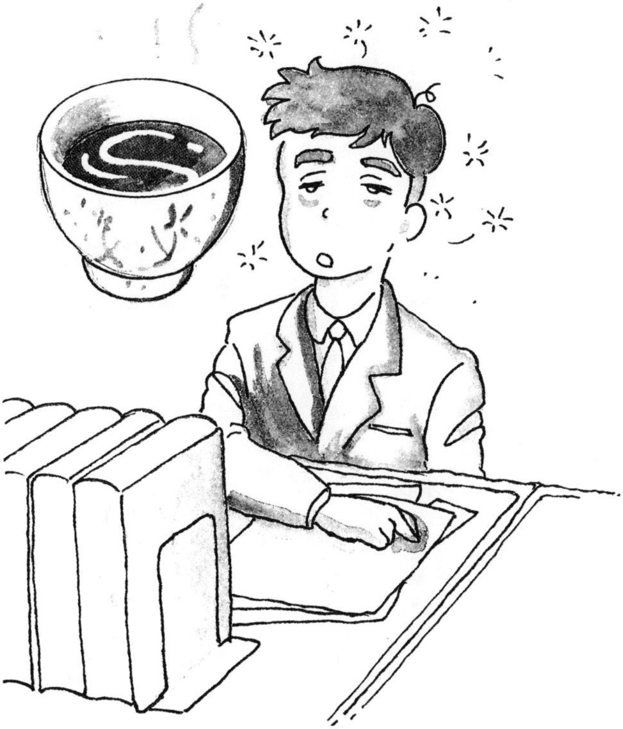

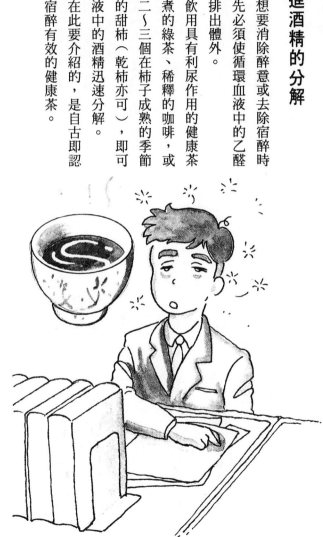

宿醉、惡醉

櫻茶

藥用部份（生藥名）

樹皮（櫻皮）、花

其它效果

★皮膚病
★感冒

可觀賞、可飲用的櫻

日本是非常喜愛櫻花的民族。櫻花除了觀賞之外，在結納或婚禮宴席上，也會喝到櫻湯。櫻湯的作用，乃是取代不適合用於慶賀儀式的日本茶。

櫻花的品種繁多，光是具代表性的就超過一百種。大致可分山櫻和晚櫻，櫻湯多半使用晚櫻。另一種會開八瓣花的晚櫻，也廣被利用。

櫻湯對吃喝過多所引起的消化不良及醒酒有效。鹽漬櫻常以櫻湯、櫻茶的形式，在市面上販賣。

樹皮也有效用

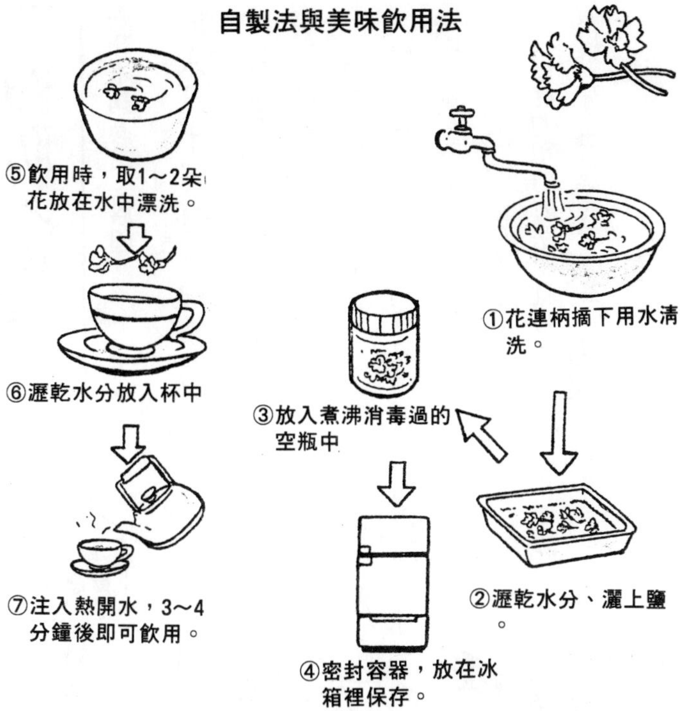
自製法與美味飲用法
①花連柄摘下用水清洗。
②瀝乾水分、灑上鹽。
③放入煮沸消毒過的空瓶中
④密封容器，放在冰箱裡保存。
⑤飲用時，取1～2朵花放在水中漂洗。
⑥瀝乾水分放入杯中
⑦注入熱開水，3～4分鐘後即可飲用。

櫻樹的內皮，自古即被用來治療皮膚病，對腫疱、香港腳、斑疹、蕁麻疹等有效。同時還具有止咳、解熱效果，從櫻樹皮取得的物質，已被製成感冒藥在市面上販賣。

不單樹皮，煎煮櫻葉也具有類似的效果。同理，樹皮也可煎煮服用。

自製法與美味飲用法

在八瓣的晚櫻半開到全開之前，連花帶柄一併取下。

飲用時，使用一～二朵花即可。使用市售的鹽漬櫻時，需先去除鹽分。

預防牙周病

刷牙不夠為主要原因

建議健康茶

甘茶

其他建議健康茶

柿葉茶（P141）

成人八十％有齒槽膿漏症狀

齒槽膿漏是牙齦發炎，牙齒周圍積存血液或膿的疾病。牙齦主要在支撐牙齒，一旦牙齦脆弱，可能會導致牙齒全部脫落。

雖有程度差別，但成人八十％以上有齒槽膿漏的毛病，和蛀牙同為導致牙齒脫落的兩大原因。刷牙不夠而致積存齒垢和牙結石時，一有細菌附著在牙齦就會引起發炎。

最好的預防方法，就是好好刷牙，並經常飲用對牙齒有益的健康茶，以避免細菌附著。

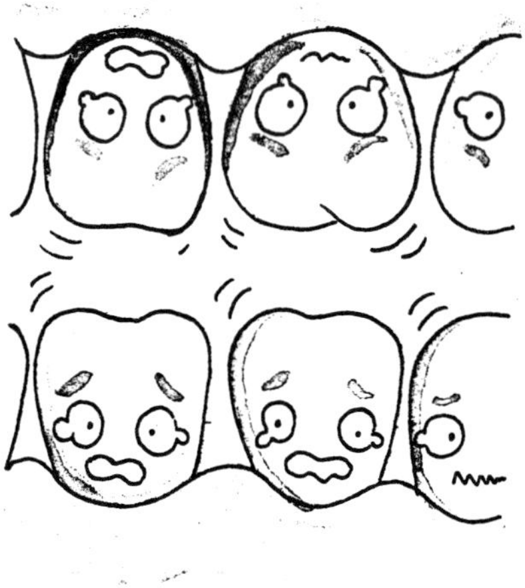

預防牙周病

甘茶

藥用部份（生藥名）

葉（甘茶）

其它效果

★止咳

抗菌、抗氧化作用對牙齒有益

每年四月八日在慶祝釋迦牟尼誕辰的浴佛會（花祭）上，倒在釋尊像上的茶就是甘茶。根據佛家的說法，八大龍王對釋迦的誕生極為歡喜，於是讓甘露雨降在產湯內，浴佛儀式即由此而來。時至今日，甘露雨已為甘茶所取代。

江戶時代著名的本草書，貝原益軒的『大和本草』中，也提到了甘茶。很多人將甘茶誤認為錐形果。事實上，甘茶是山繡球花的變種，屬於落葉灌木；錐形果則是瓜科多年生藤蔓植物，兩者截然不同。

生葉味苦，但以製茶方法使其發酵、乾燥後，會產生比砂糖高出六～八百倍的甜味。這是因為，生葉成分葡萄糖乙氧苯胺進行酵素分解，釋放出葡萄糖成為甜的乙氧苯胺所致。

自古即被當成甜味料或糖尿病患者的調味料，現在則多半當口中清涼劑使用。

甘茶具有抑制細胞老化或疾病的抗氧化作用，以及抑制細菌繁殖的抗菌作用，因此能夠預防牙周病。

用來治療氣喘或減肥

最近，人們發現甘茶具有抑制氣喘等過敏症狀的作用。氣喘是因過敏反應使支氣管收縮而引起的，而甘茶具有緩和收縮的作用，故氣喘患者應經常飲用。

飲用甘茶後會產生甜味。喜歡甜食卻又必須減肥的人，飲用甘茶可達抑制熱量攝取的效果。

可直接沖泡甘茶飲用，或在咖啡中加入二～三片甘茶葉一併飲用。支氣管較弱，容易咳嗽的人，飲用後吃葉子也有效。

自製法與美味飲用法

甘茶在六～七月會開淡藍紫色的花。為了促進葉的成長，要將花蕊摘下，然後在八～九月時採葉。

預防牙周病的方法，是將甘茶含在口中慢慢吞服。此外，在市售的漱口液中加入甘茶二

～三g，片刻後用來漱口，或是將乾燥的甘茶葉二～三片放在口中輕輕咀嚼，一樣具有效果。

將切碎的甘茶葉混在牙粉裡，仔細刷洗牙齦和牙肉，或是將浸泡二～三片甘茶葉的水淋在牙刷上用來刷牙也可以。

對於氣喘患者，由於成分會被喉嚨粘膜吸收，因此要含在口中慢慢吞服。因為沒有副作用，故一天可以吞服多次。甘茶的市售製品，稱為甜茶。

自製法與美味飲用法

• 欲沖泡較濃的茶時

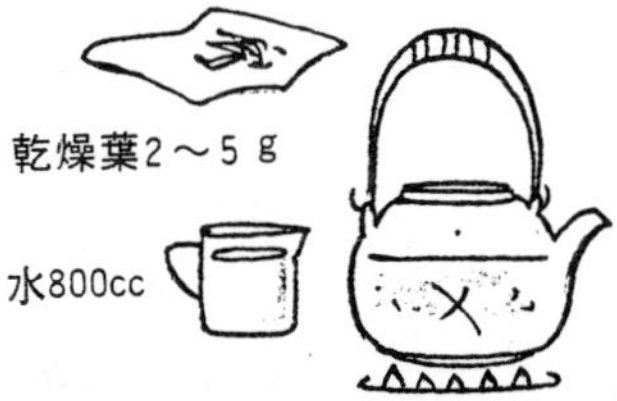

①乾燥葉2～5g放入玻璃壺或水壺裡，加水800cc煮至半量。

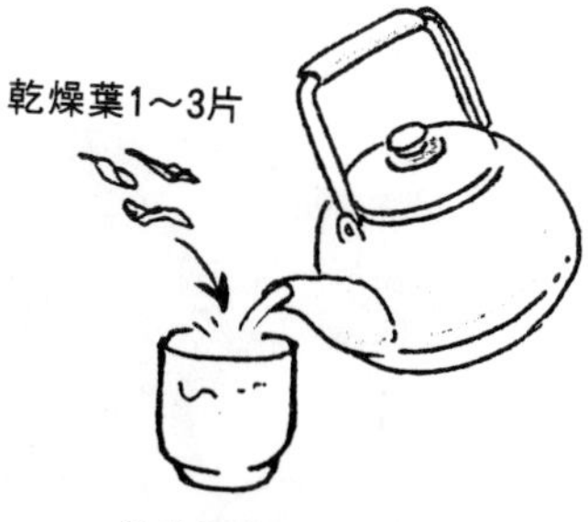

①乾燥葉1～3片放在杯中，注入熱開水。

• 預防牙周病

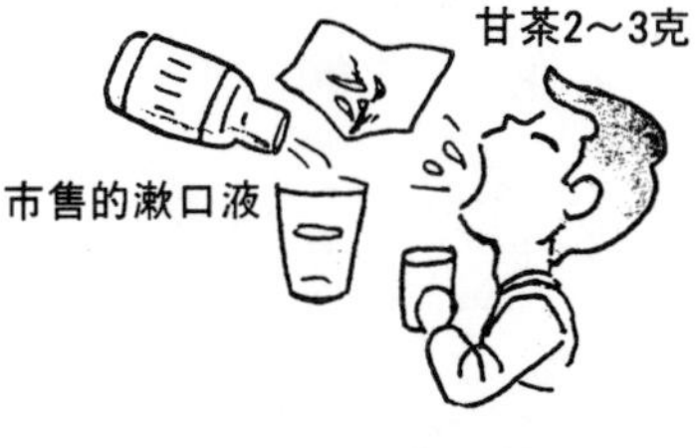

①在市售的漱口液中加入2～3g甘茶，稍待片刻後用來漱口。

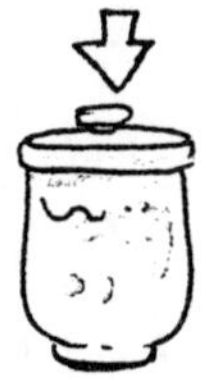

②稍待片刻後再飲用。

喉嚨疼痛、聲音嘶啞

保護喉嚨以預防感冒

病毒的第一道關卡

喉嚨疼痛或聲音嘶啞，在感冒或大聲說話時容易出現。

喉嚨是病毒入侵的第一道關卡。以感冒為例，喉嚨疼痛為初期症狀，這時只要能抑制感冒菌，就可減輕症狀。

此外，歌手經常因為「聲帶長繭而必須動手術」。聲音嘶啞的症狀長時間持續時，可能就是聲帶長繭了，必須至耳鼻喉科接受診治。

建議健康茶

甘草茶

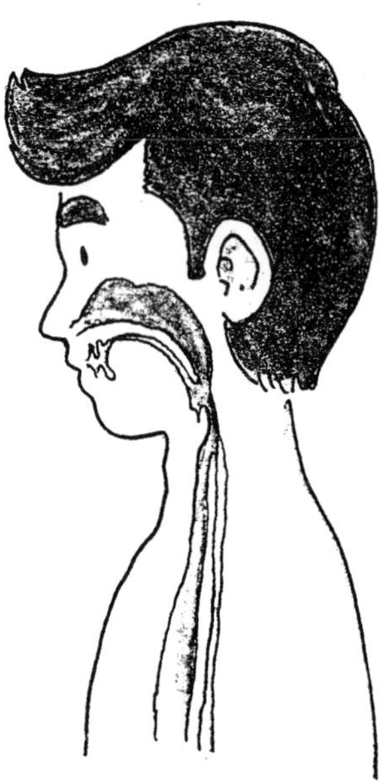

喉嚨疼痛、聲音嘶啞

甘草茶

藥用部份（生藥名）

根莖（甘草）

其它效果

★胃潰瘍
★胃痙攣疼痛
★促進肝功能
★壓力所引起的胃炎

外　用

●痔瘡

良好的解毒、鎮痛作用

甘草大多當成生藥與漢方藥配合，藥用的是中國大陸出產的甘草根。自生於日本的野甘草，不具藥效。

甘草根呈粗大牛蒡狀，以黃色的甜味較強。

漢方藥之一的甘草湯，能有效地減輕喉嚨疼痛和劇烈咳嗽。甘草茶也具有同樣效果，對扁桃炎也有效。

具有鎮靜神經的作用

甘草根中所含的葡萄糖醛酸，甜度為砂糖的一五〇倍，具有鎮靜神經的作用，故對由壓

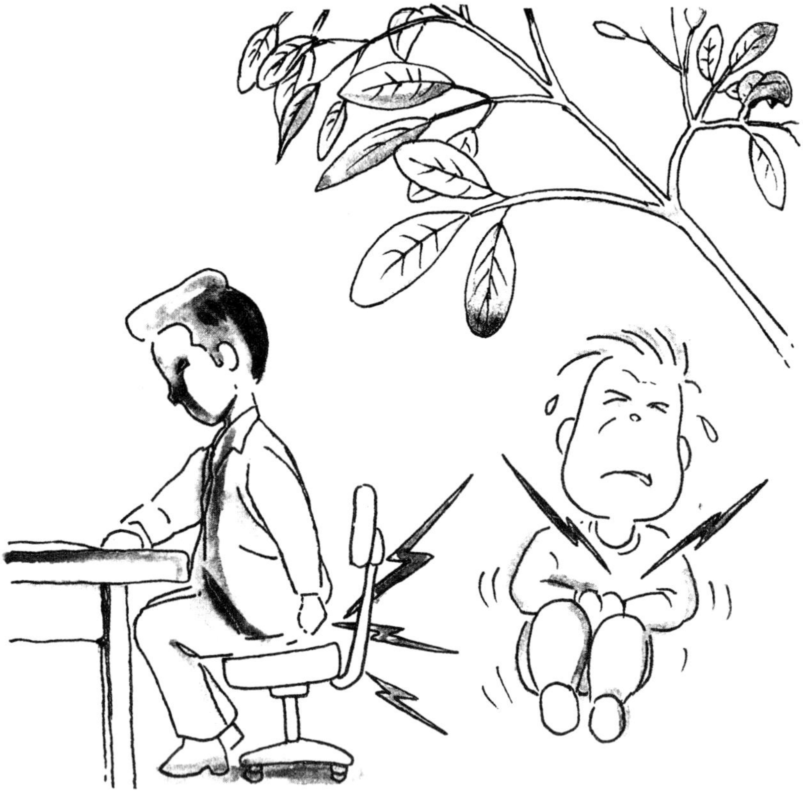

力所引起的胃炎有效。

此外，還具有優異的鎮痛效果，可緩和胃潰瘍、胃痙攣所引起的疼痛。其解毒作用則有助於提升肝功能。

外用方面，對痔瘡治療具有止痛效果。

自製法與美味飲用法

甘草自生於中國大陸東北部及西伯利亞東部的乾燥地帶，屬於豆科多年草。

秋天採集根莖，洗淨後置於陽光下晒乾。欲自製甘草茶時，可使用中藥店賣的甘草根。

直條、長而硬、呈淡紅色的

美味飲用法

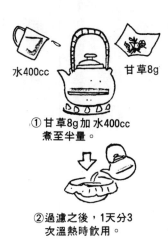

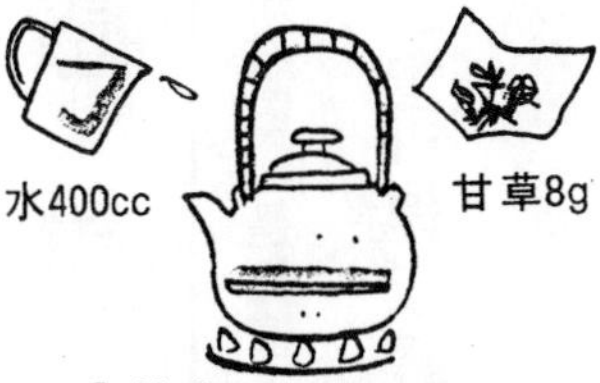

①甘草8g加水400cc
煮至半量。

②過濾之後，1天分3
次溫熱時飲用。

治療痔瘡

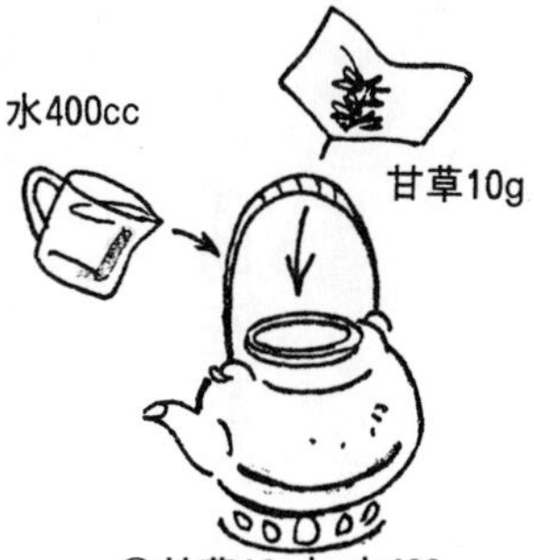

①甘草10g加水400cc
煮至半量。

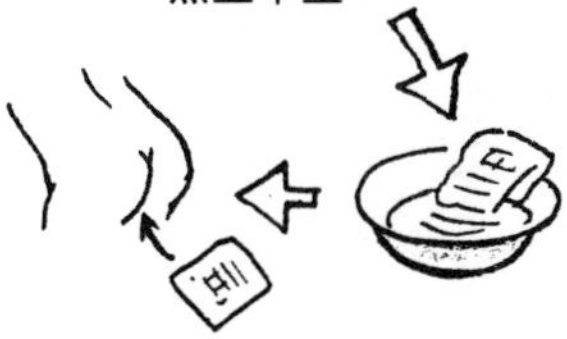

②趁熱用紗布浸泡並貼於患部
。紗布冷卻後立刻換上熱的
，疼痛就會漸漸緩和。

甘草較好，甜度也較佳。

市售品多半已經切細，如要當作茶用，則必須放在置有乾燥劑的罐子裡保存。

因為聲音嘶啞或喉嚨疼痛而飲用甘草茶時，每一口均必須含在口中，好像漱口似地慢慢吞下。

藉此即可緩和疼痛。如果過一會兒又痛了，便再以相同方式飲用甘草茶。

另外，也可以當調味料使用，藉以減少砂糖用量。

感冒

「不知感冒」是健康人的代名詞

建議健康茶

柿葉茶
西洋甘菊茶
薑湯

其他建議健康茶

菊花茶（P110）
枸杞茶（P193）
櫻茶（櫻皮）（P130）
香菇茶（P168）
紫蘇茶（P116）
枇杷葉茶（P68）
紅花茶（P153）

感冒不可掉以輕心

感冒為「萬病之源」，由感冒所引起的疾病並不少。

感冒，幾乎都是由病毒感染所引起的。日本人一年平均感冒五～六次，相同病毒進入體內後，並不是所有的人都會發病。比較容易發病的，是體力（抵抗力）較弱的人和兒童、老年人。

感冒的預防在於增強體力

感冒一旦惡化，可能會併發其它疾病，故絕對不可掉以輕心。然而，「不知感冒」卻是健康人的代名詞。平日即注意增強體力，是預防感冒的最好方法。

容易感冒的人，平日可飲用能提升體力的健康茶。在此為各位介紹幾種可預防感冒，或在感冒時飲用的健康茶。

感冒

柿葉茶

藥用部份（生藥名）

葉、果實、蒂（柿蒂）

其它效果

★高血壓
★動脈硬化
★美肌
★齒槽膿漏
★口內炎

外　用

●特應性皮膚炎

◉

從嬰兒到老年人

柿葉含有豐富的維他命C，經常飲用不會感冒。綠茶中也含有很多維他命C，但柿葉的含量卻比它高出數倍。

以甘柿為例，一〇〇g中約含七〇mg，約為柑橘類的二倍，數值與草莓（約八〇mg）相近。而柿葉中的維他命C含量，則為甘柿的十倍以上。

柿葉的維他命C，是在成為維他命之前的安定狀態下的前維他命，相當耐熱，可在體內變成維他命C。

此外，柿葉中幾乎不含具興奮作用的咖啡因，不會像紅茶、綠茶那樣，喝了以後無法熟睡，是從嬰兒到老年人都可安心飲用的健康茶。

可整個利用的柿子

柿子不單果實，包括種子、皮、蒂、葉在內，都對健康有益。柿果可以醒酒，飲酒過量時吃柿子非常有效。不過，生柿子具有冷卻身體的作用。吃得太多時腹部會發冷。

柿蒂可用來抑制打嗝，只要將柿蒂十個放在一八〇ＣＣ的水中煎煮後飲用即可。在漢方藥中，柿蒂湯被用來抑制打嗝。

吃澀柿時，口中會殘留澀味。這是由於，鞣酸成分能提高血管的透過性，具有降血壓的作用，當血壓急劇上升時，可將柿子

可以整個利用的柿子

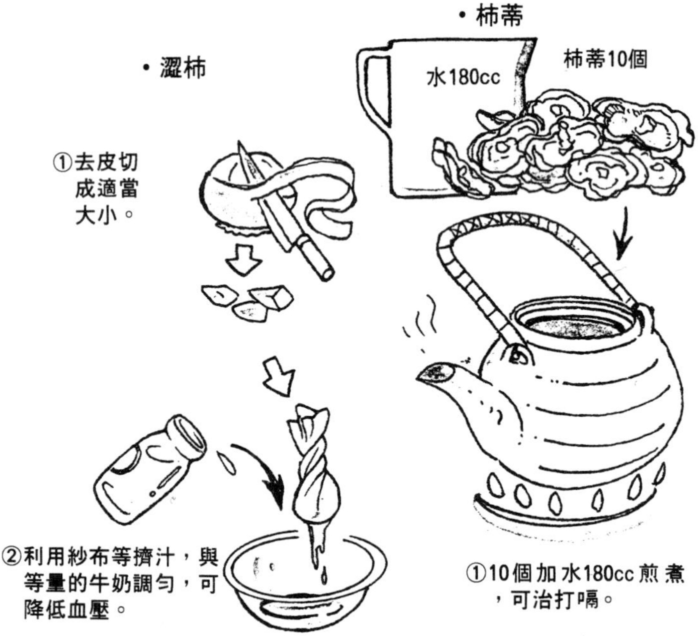

・澀柿
①去皮切成適當大小。
②利用紗布等擠汁，與等量的牛奶調勻，可降低血壓。
・柿蒂
水180cc
柿蒂10個
①10個加水180cc煎煮，可治打嗝。

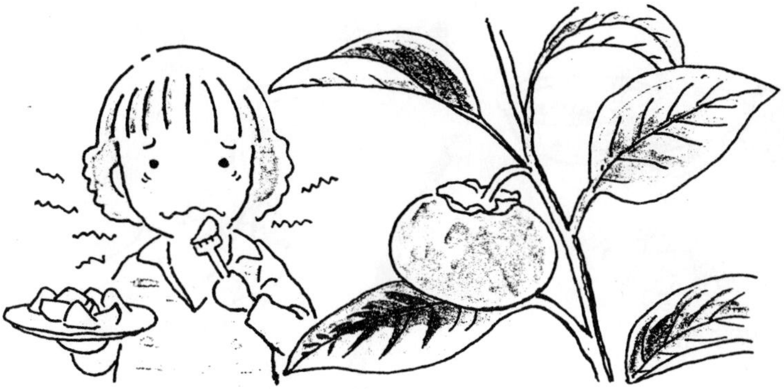

一個剝皮後切成適當大小，用紗布擠汁，然後加入等量的牛奶一起飲用。

成分與效果

維他命C具有促進使細胞與細胞相連的結合組織關係合成的作用。充分攝取維他命C，可加速細胞的再生，強化皮膚和粘膜，故能治療特應性皮膚炎及美化肌膚。

維他命C能強化微血管，促進血球再生，使血壓保持穩定，因此，對動脈硬化和高血壓有效。

柿葉具殺菌作用，自古即流傳用柿葉刷牙以治療齒槽膿漏的方法，此外也可預防蛀牙及口內炎。飲用時，要將其含在口中慢慢吞下。

五、六月的嫩葉中含有鈣，對容易缺乏鈣的孕婦很好。孕婦容易貧血，不適合飲用會導致貧血的日本茶、紅茶、咖啡等。柿葉茶因咖啡因含量較少，再者不煮太久鞣酸成分就不會釋出，可安心飲用。

自製方法

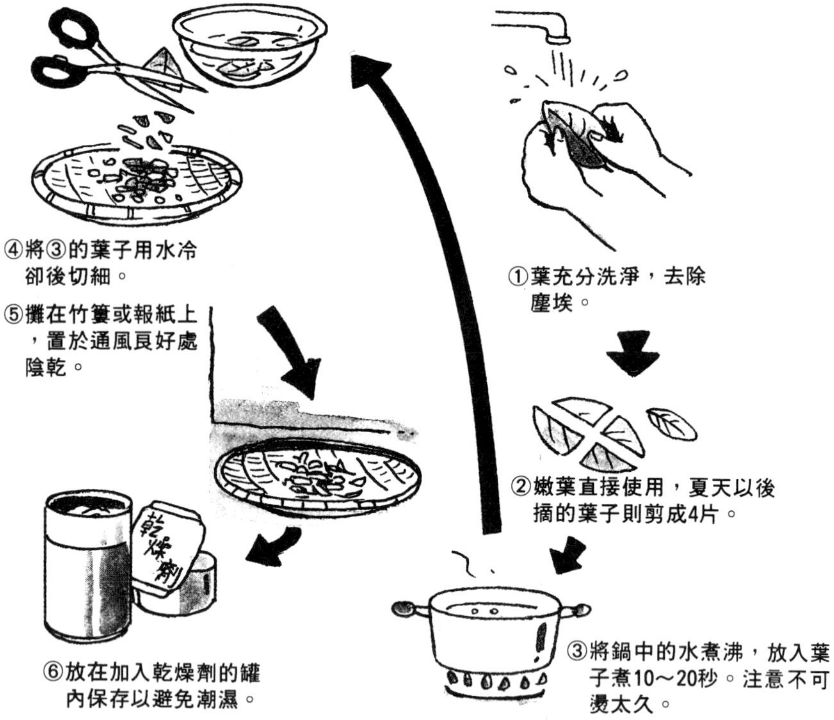
①葉充分洗淨，去除塵埃。
②嫩葉直接使用，夏天以後摘的葉子則剪成4片。
③將鍋中的水煮沸，放入葉子煮10～20秒。注意不可燙太久。
④將③的葉子用水冷卻後切細。
⑤攤在竹簍或報紙上，置於通風良好處陰乾。
乾燥劑
⑥放在加入乾燥劑的罐內保存以避免潮濕。

自製方法

在家中即可自製柿葉茶。不論是甘柿或澀柿皆可，但必須是不含農藥的。一年當中，五、六月的嫩葉維他命C含量最為豐富。

使用成葉時，先蒸上五～六分鐘，使葉片的纖維柔軟，並在其冷卻之前用手揉搓，然後陰乾。蒸過可防止葉中氧化酵素的活動，以免維他命C遭到破壞。

美味飲用法

維他命C不耐熱，所以

美味飲用法

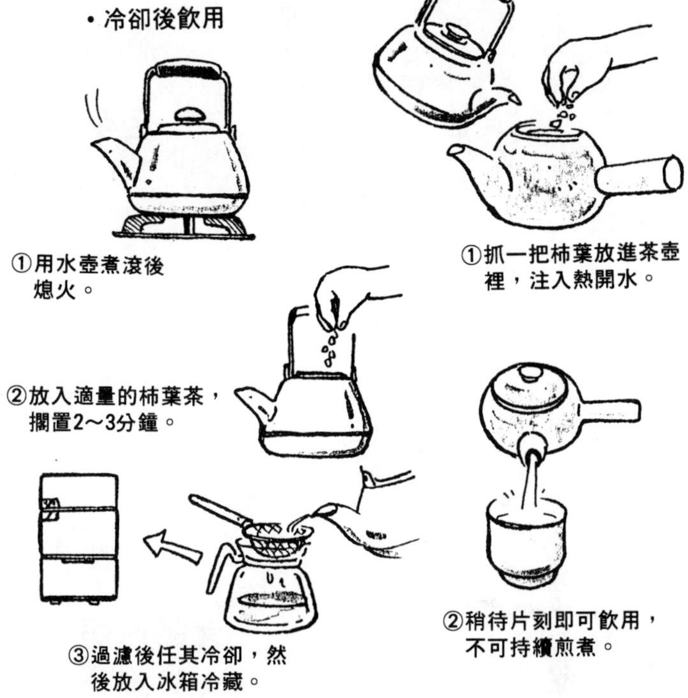

•冷卻後飲用
①用水壺煮滾後熄火。
①抓一把柿葉放進茶壺裡，注入熱開水。
②放入適量的柿葉茶，擱置2～3分鐘。
②稍待片刻即可飲用，不可持續煎煮。
③過濾後任其冷卻，然後放入冰箱冷藏。

絕對不能像中藥那樣長時間熬煮。冰涼的柿葉茶非常好喝。做法是將水煮滾後熄火，放入適量的柿葉茶，擱置二～三分鐘後過濾，冷卻後放入冰箱內冷藏。

維他命C暴露在空氣中容易遭到破壞，是以將茶葉放進水壺或鍋中後，要盡快蓋上蓋子。

柿葉茶當化妝水塗抹在肌膚上，具有美肌效果。另外，用加入柿葉的水泡澡，對特應性皮膚炎有效。嫩葉時採摘的生葉，炸後食用沒有澀味，吃起來非常美味。

感冒

西洋甘菊茶

藥用部份（生藥名）

其它效果

★腸胃病
★失眠
★美肌

外　用

●風濕
●神經痛

◉

歐美的菊花茶

西洋甘菊在歐洲是衆所熟知，大衆化的花草花，具有類似蘋果的甘甜香味。具發汗作用、溫熱身體的效果，可治療感冒，對伴隨發寒、發抖而來的發燒尤其有效。

別名「醫生的花草茶」，藥效極為廣泛。

花草茶所用的，是一～二年草及開八瓣花的多年草。

腸胃不好時，西洋甘菊茶非常有效。可去除積存在腸胃的廢氣，並美化肌膚。

對於風濕和神經痛，可在棉布袋中放入一把乾燥的西洋甘菊花，丟進浴缸裡進行泡澡，使身體溫熱。有時，將花瓣直接灑在浴缸裡，也能轉換心情。

自製法與美味飲用法

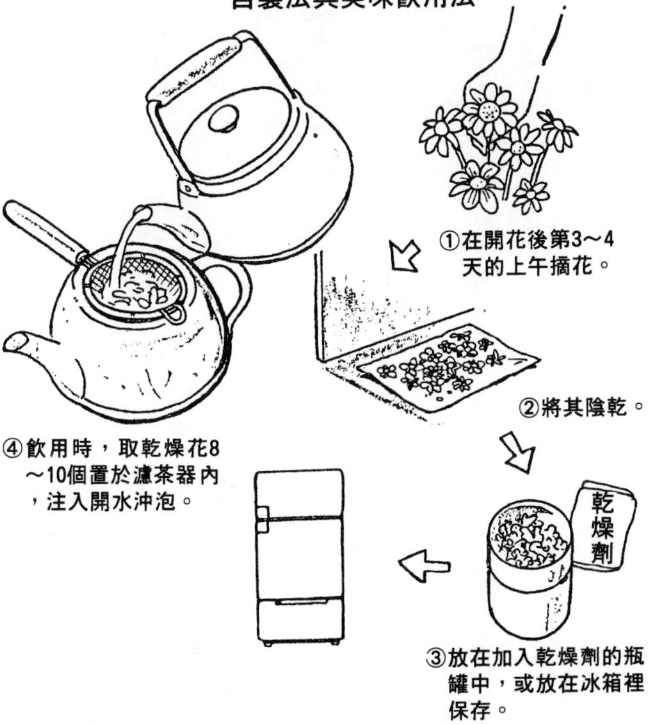
①在開花後第3～4天的上午摘花。
②將其陰乾。
乾燥劑
③放在加入乾燥劑的瓶罐中，或放在冰箱裡保存。
④飲用時，取乾燥花8～10個置於濾茶器內，注入開水沖泡。

自製法與美味飲用法

西洋甘菊原產於歐洲，初夏會開類似小菊的花，散發出甘甜的香氣。

也可當作觀賞植物。一般是在春天與秋天播種，秋天播種的西洋甘菊成長良好，花的收穫量也較大。

將乾燥的花瓣放在茶壺裡，注入熱開水即可飲用。

感冒時，一天三次在兩餐之間趁溫熱時飲用。此外，也可以使用市售的茶包。

感冒

薑湯

藥用部份（生藥名）

根莖（生薑、乾薑）

其它效果

★胃不消化
★想吐
★消化不良
★食慾不振
★整腸
★宿醉
★促進膽汁（肝功能）
★咳嗽

外用

●肩膀酸痛
●手腳冰冷症

藥蔬菜中的佼佼者

蔥、紫蘇、蘿蔔泥、山葵等藥味，正如其名具有藥效。其中，薑對健康很好。薑湯為薑的代表性用法，對感冒有效。

薑湯的辣味，來自薑辣素及薑油。這些成分具有發汗、解熱作用，可使身體變暖，對感冒有效。

薑的效果

漢方將新鮮的薑稱為生薑，乾燥的薑稱為乾薑。在漢方最古老經典『傷寒論』所記載的一一三種漢方處方中，加入生薑的處方有三十七種，加入乾薑的處方有二十二種，可見半數

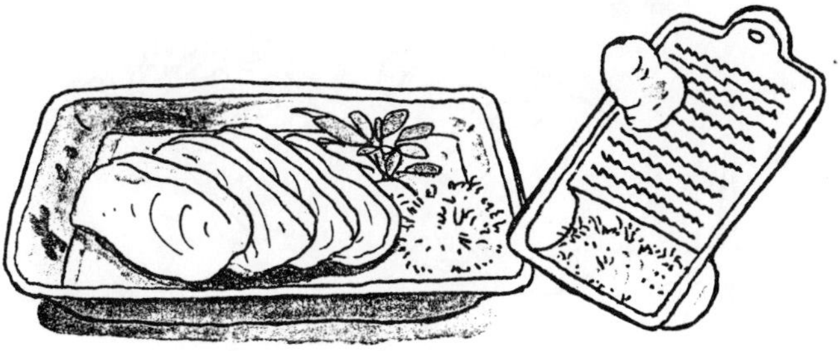

以上均把薑當作處方。

吃薑可使胃清爽；吃油膩食物時，薑可促進必要消化液膽汁（由膽囊分泌）的分泌。另外還可抑制胃不舒服、想吐等症狀，具有整腸效果，對便秘和抑制下痢均有效。

在壽司店裡，一定會有甜醋漬薑。因為薑具有殺菌效果，這是古代人經由體驗而得知的事實。

薑具有殺死異尖線蟲（寄生於生魚片，藉由生魚片進入人體，有時會進入胃壁，引起劇痛）的力量。

薑屑擱置數小時後，辣味就會消失，薑進入體內後會立刻分解，不會蓄積體內，故不必擔心會有副作用。

薑的保存方法

薑在超市及蔬果店一年四季均可買到。

中醫注意到薑可以促進新陳代謝，於是用來治療腹痛、下痢、嘔吐、胸痛等。有時使用生薑，有時使用乾薑，有時則兩者併用。

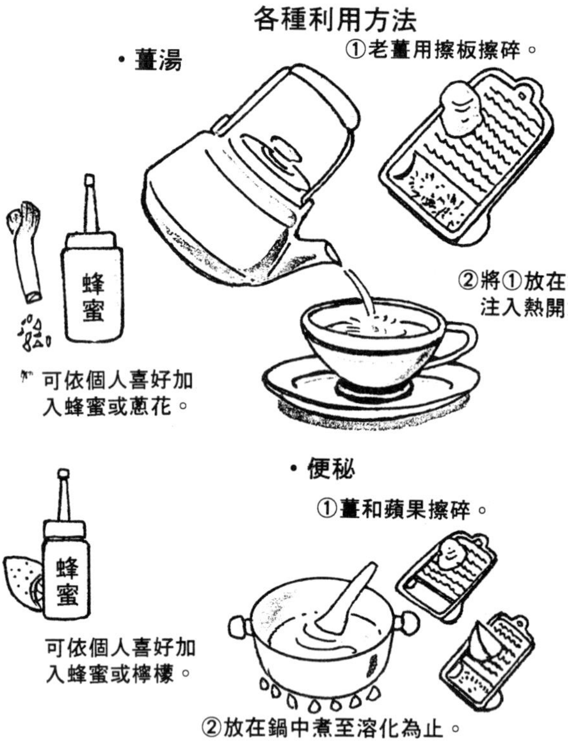
各種利用方法
・薑湯
①老薑用擦板擦碎。
②將①放在杯中，
注入熱開水。
蜂蜜
可依個人喜好加
入蜂蜜或蔥花。
・便秘
①薑和蘋果擦碎。
蜂蜜
可依個人喜好加
入蜂蜜或檸檬。
②放在鍋中煮至溶化為止。

製作乾薑的方法如下：將秋天上市的薑縱剖，蒸十分鐘後放在太陽下晒乾。最後將其裝在放有乾燥劑的罐中保存。

一年四季均有老薑，冷凍後可長期保存。

各種利用方法

感冒初期，可於睡前飲用上列薑湯，一覺醒來後感冒即告痊癒。此外，對喉嚨疼痛和感冒也有效。

食慾不振時，可於飯前十分鐘在一湯匙的薑汁上加入少許鹽，然後飲用。薑汁可使胃的功能活絡，並促進消化液的

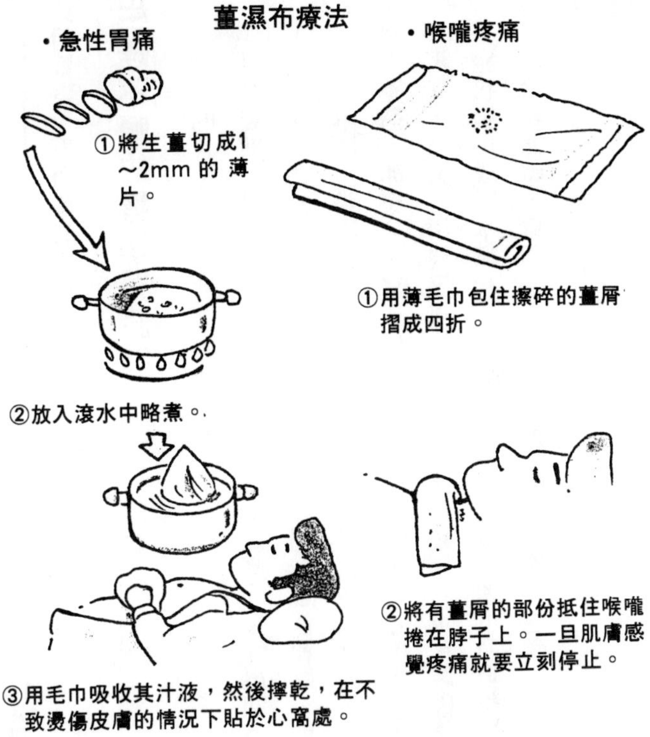
薑濕布療法
・急性胃痛
①將生薑切成1～2mm的薄片。
②放入滾水中略煮。
③用毛巾吸收其汁液，然後擰乾，在不致燙傷皮膚的情況下貼於心窩處。
・喉嚨疼痛
①用薄毛巾包住擦碎的薑屑摺成四折。
②將有薑屑的部份抵住喉嚨捲在脖子上。一旦肌膚感覺疼痛就要立刻停止。

分泌，食物吃起來既美味又容易消化。

喝牛奶後肚子會咕嚕、咕嚕叫或下痢的人，可將牛奶和薑屑一併煮沸後飲用。

便秘時，最好薑和蘋果混合食用。此外，也可煎煮乾薑服用。

用薑濕布療法治療喉嚨腫脹

因為感冒而喉嚨腫脹、疼痛時，可試試薑濕布療法。突然胃痛時，利用薑濕布療法溫熱心窩即可緩和疼痛。

生理不順、生理痛

建議健康茶

紅花茶

其 他
建議健康茶

番紅花茶（P157）
當藥茶（P82）

與荷爾蒙、壓力等有密切關係

生理不順的標準與原因

順調的月經，是女性健康的象徵。

月經周期一般為二十八天，二十～三十幾歲的女性周期為二十五～三十五天，生理期約三～七天。一週左右的變動不算異常，但如超越這個範圍，即為生理不順。

生理不順，是因控制月經的荷爾蒙平衡失調所引起的。因此，當促進荷爾蒙分泌的間腦、腦下垂體、卵巢、子宮任何一處發生問題時，就會導致生理不順。

再者，壓力、煩惱等導致荷爾蒙分泌紊亂等，也是原因之一。

症狀嚴重或原本順利，但數月來突然持續生理不順現象時，必須接受醫師診治。

症狀輕微時，只需過著規律正常的生活、適度運動，或試試對婦女病有效的藥草茶即可。

生理不順、生理痛

紅花茶

藥用部份（生藥名）

花（紅花）、種子

其它效果

★動脈硬化
★手腳冰冷症
★更年期障礙

婦女病的特效藥

原產於埃及的紅花，其花自古以來即被用作製造口紅、腮紅、點心、魚板的紅色素、染布的原料。

萬葉集中稱之為「紅」、「末摘花」，是染布的染料。

種子稱為紅花油或番紅花油，含有近八十%的亞油酸及豐富的維他命E，為食用油的原料。紅花油可降低膽固醇，最近被視為健康食品。

花的部份藥效較高，自古即加以栽培。對改善婦女病尤其有效，生理不順或生理痛的人，宜經常飲用紅花茶。

雌蕊所在的子房中，也含有亞油酸，對預防動脈硬化，因手腳冰冷症或更年期障礙所引

自製法與美味飲用法

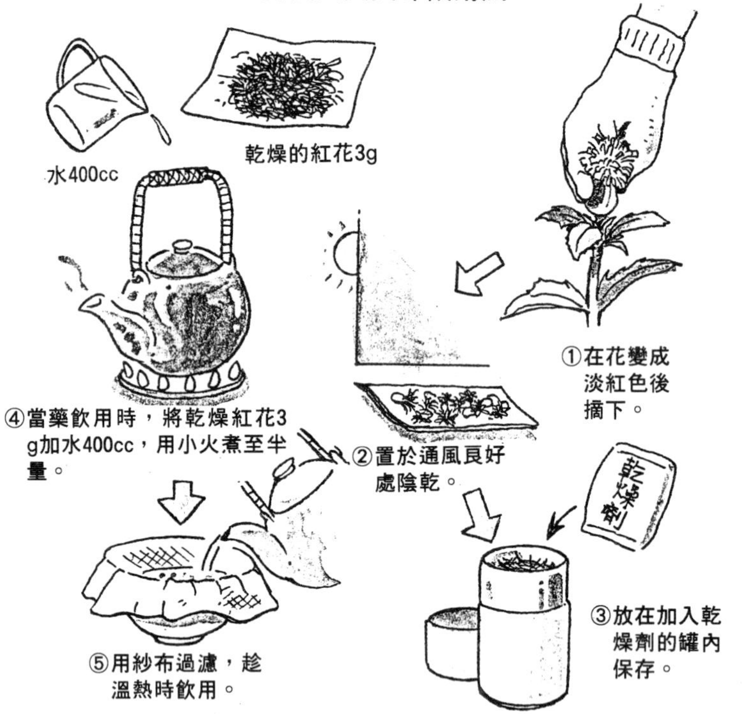
①在花變成淡紅色後摘下。
②置於通風良好處陰乾。
乾燥劑
③放在加入乾燥劑的罐內保存。
乾燥的紅花3g
水400cc
④當藥飲用時，將乾燥紅花3g加水400cc，用小火煮至半量。
⑤用紗布過濾，趁溫熱時飲用。

起的頭痛、頭昏眼花有效。

自製法與美味飲用法

紅花為菊科二年草，六月開花。花初開時為黃色，其後轉為淡紅色或紅色。

在家中也可栽培紅花，親自製作紅花茶。不過，紅花有刺，採摘時一定要戴上手套。

喝時將乾燥紅花放在水中煎煮，趁溫熱時飲用或當茶喝。

既沒有澀味，又可同時享受美麗的菊紅色和香氣之

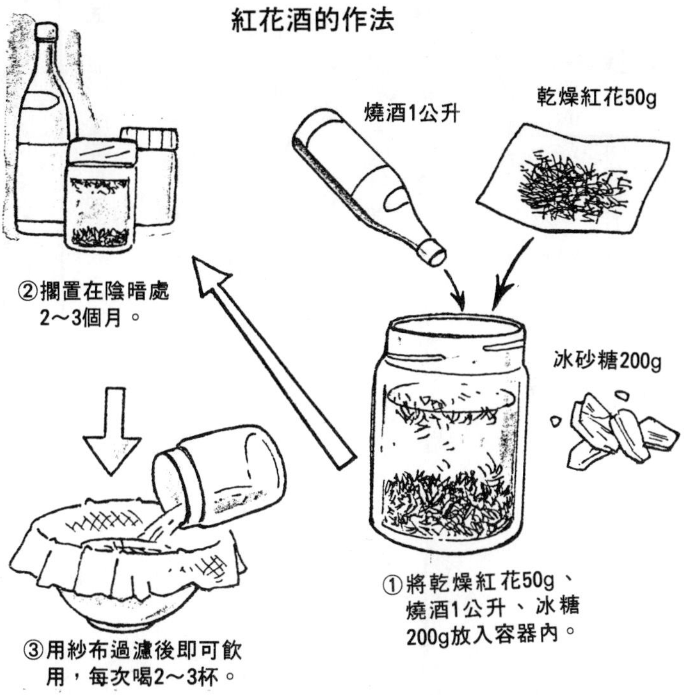
紅花酒的作法
燒酒1公升
乾燥紅花50g
冰砂糖200g
①將乾燥紅花50g、燒酒1公升、冰糖200g放入容器內。
②擱置在陰暗處2～3個月。
③用紗布過濾後即可飲用，每次喝2～3杯。

樂。

直接把紅花花瓣放在杯中，也是一大享受。

紅花取得不易時，可向中藥店購買乾燥的紅花。此外，近來許多中藥店也將其當作花草茶來販賣。

紅花酒的作法

生理痛、生理不順或手腳冰冷症的人，不妨試試紅花酒。

作法如上圖所述，非常簡單。一天喝二～三杯，早晚飲用。此外，也可以將紅花在酒中浸泡一段時間後再取出飲用。

更年期障礙

症狀與程度各有不同

建議健康茶

番紅花茶

其他建議健康茶

車前草茶（P126）
決明茶（P107）
紅花茶（P153）

何謂更年期障礙？

女性的停經年齡平均為五十歲，在此前後期間稱為更年期。因此，一般是指四十五～五十五歲的二～三年內。

這時卵巢功能減退，荷爾蒙的分泌產生變化，是以大部份的女性都會出現各種症狀。症狀包括頭痛、腰痛、肩膀酸痛、頭昏眼花、血氣上衝、心悸、怕冷、失眠、焦躁等，因人而異各有不同。更年期障礙的症狀及程度具有很大的個人差，有的人甚至完全沒有症狀。

轉換心情

一般而言，只要對工作感興趣或體會到生存的意義，就能減輕症狀。

據說，精神壓力為引起更年期障礙的一大要素。因此，凡事不要想得太多，利用茶來轉換心情，即可順利度過這段時間。

更年期障礙

番紅花茶

藥用部份（生藥名）

雌蕊柱頭（番紅花）

其它效果

★暴躁

★不孕症

具鎮痛、通經作用

從十月下旬到十一月，開著淡紫色具香氣花朵的番紅花，在歐洲自古即被用於作菜。

番紅花作為藥草的歷史相當悠久，在古埃及時代就被當成藥物使用。羅馬人喜歡把番紅花洒在浴缸或床頭，在宴會上也會遍洒番紅花，一方面享受其香氣，一方面當催淫劑使用。而在日本的江戶時代，則是用來治療婦女病的民間藥。

雌蕊具有黃色色素

番紅花在短的淡黃色雄蕊中心，有長的雌蕊。為鮮紅色，原本只有一根，但柱頭前端卻一分為三，故看起來像三根。藥用部份為雌蕊，通稱為番紅花。

雌蕊具有香氣和苦味，含有黃色色素類胡蘿蔔素（配糖體）及香氣成分番紅花醛。番紅花醛具鎮靜作用，可緩和焦躁、失眠、更年期障礙的症狀等。另外還具有通經作用，故對生理不順和生理痛有效。番紅花茶可說是婦女病的妙藥，但孕婦應避免飲用。

除此之外，番紅花茶還具有鎮痛作用，對生理前和生理不順所引起的頭痛有效。可促進子宮和卵巢的功能，對治療不孕症有效。其鎮痛效果可用來抑制嬰兒的暴躁症。對於手腳冰冷和低血壓，只要在睡前喝一杯番紅花酒，即可產生效果。

自製方法

每製造一g乾燥的番紅花，需要一〇〇～一五〇根雌蕊，故在香辛料中屬於價格昂貴的一種。生命力極強，在庭院和室內也可栽培。所開的花非常美麗，種在庭院或陽台上時，除藥用外，還具有觀賞價值。九月下旬種下番紅花的球根後，十月中旬即開出美麗的花朵。到了翌年五月葉尖枯萎後，即挖出球根，掛在通風良好處風乾，然後放在紙袋內保存。

美味飲用法

如欲治療更年期障礙，在杯中放入雌蕊五～六根，注入開水待其變成黃色後飲用。手腳冰冷症的人，再加入少量白蘭地更具效果。

自製法與美味飲用法

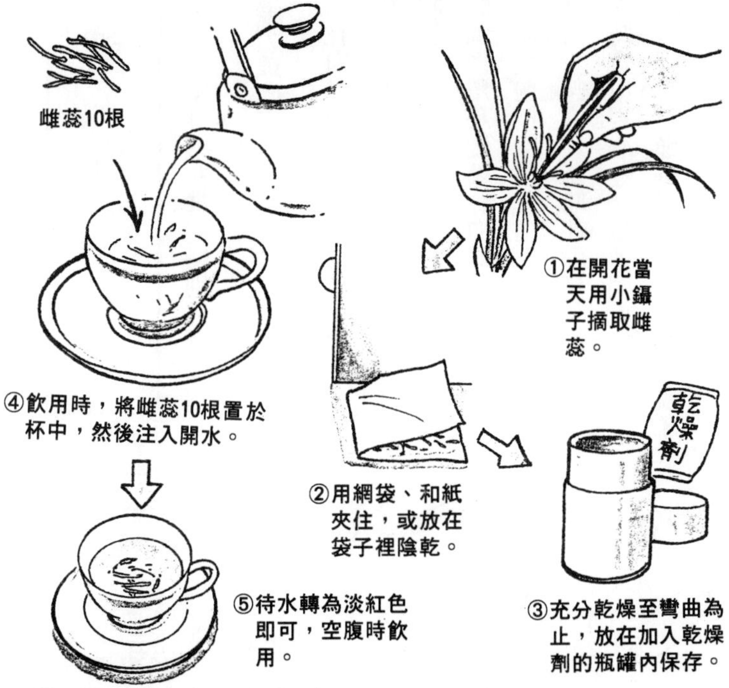
雌蕊10根
①在開花當天用小鑷子摘取雌蕊。
②用網袋、和紙夾住，或放在袋子裡陰乾。
乾燥劑
③充分乾燥至彎曲為止，放在加入乾燥劑的瓶罐內保存。
④飲用時，將雌蕊10根置於杯中，然後注入開水。
⑤待水轉為淡紅色即可，空腹時飲用。

如欲治療生理不順或生理痛，在杯中放入雌蕊十根並注入開水，不久即變為淡紅色，一天一～二次空腹時飲用。

番紅花茶只要還有顏色，就可重複沖泡飲用。對於嬰兒的暴躁症，可將雌蕊一根放在熱開水中，冷卻後飲用。此外，也可將市售當香料用的番紅花洒在湯中飲用。番紅花在中藥店當生藥販賣。將番紅花五g與燒酒七二〇㎖一起放入密閉容器內，置於陰暗處一～三個月，然後用紗布過濾，再加入結晶糖製成的番紅花酒，每天飲用可改善婦女病，但懷孕期間不可飲用。

貧血

容易消耗鐵分的女性需特別注意

何謂貧血

貧血是血液成分紅血球的數目，及其中所含的血紅蛋白血色素量低於正常值的狀態，主要原因在於鐵分不足、藥物的副作用及破壞紅血球的疾病等。

症狀包括臉色蒼白、容易疲倦、全身乏力、起立性暈眩、頭痛、爬坡或上樓梯時會出現心悸、急速喘氣等。

有時會有頭昏眼花或腦貧血等現象。

建議健康茶

雛菊茶

其他建議健康茶

柿葉茶（P141）
紫蘇茶（P116）
艾草茶（P199）

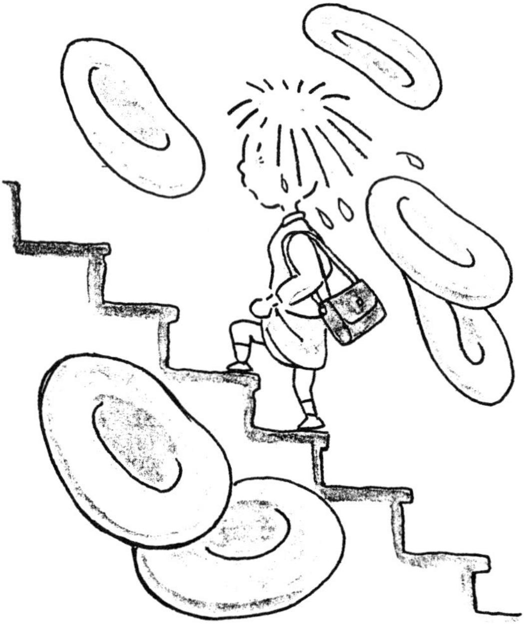

貧血的原因與對策

貧血當中，最常見的是因構成血紅蛋白的重要要素鐵分不足所引起的缺鐵性貧血。尤其是女性，每個月的生理期及妊娠都會消耗鐵，故而比男性更容易貧血。

來自胃和十二指腸潰瘍的出血，或骨髓生產力減退所引起的再生不良性貧血，一定要詳細接受檢查。此外，肝臟、菠菜等富含鐵分的食物，應多多攝取。

當然，能養成經常飲用對貧血有效之健康茶的習慣更好。

阻礙鐵劑吸收的鞣酸

對於貧血，一般是以鐵劑作為處方。服用鐵劑的前後數小時內，不可飲用咖啡或茶。因為，其中所含的鞣酸，會妨礙鐵的吸收。

根據報告，漢堡和咖啡一併攝取時，會抑制三十五％的鐵分吸收，紅茶則會抑制六十二％的鐵分吸收。

貧血症患者可從本書所介紹的健康茶中，選擇不含鞣酸又對貧血有益的種類來飲用。

貧血

雛菊茶

藥用部份（生藥名）

全草

其它效果

★下痢（根、莖）

★強壯（葉）

外　用

●撞傷

具造血作用的雛菊茶

雛菊原產於高加索，在歐洲是當成豬的飼料植物來栽培，為紫草科多年草。戰後，日本稱之為「奇蹟草」「菜園牛奶」，逐漸嶄露頭角。

葉中含有鐵、鈣及豐富的維他命類，尤其是維他命B_{12}具有造血作用，對貧血有效。具有美肌及健胃效果。葉的絞汁可對撞傷進行濕布療法。根中富含澱粉，在歐洲用來治療下痢、出血、腫瘤和胃潰瘍。

這是因為，根中所含的尿囊素、天門冬酰胺、鞣酸及粘液，能發揮有效的藥用成分。

自製方法

雛菊是非常耐寒的植物。在由春天進入初夏時節，將如牛蒡般的根切下十公分左右，埋在四～五公分的土中，即可成長茁壯。避免使用農藥或化學肥料，在開花之前分出根來培育，為重點所在。

自製法與美味飲用法

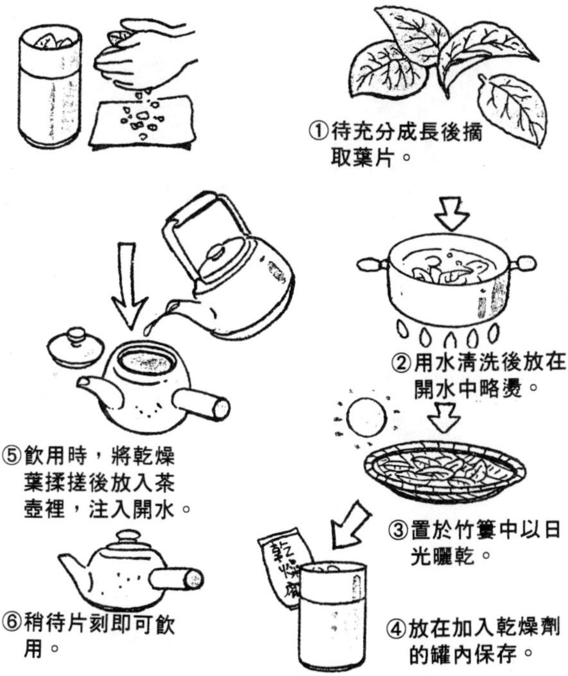
①待充分成長後摘取葉片。
②用水清洗後放在開水中略燙。
③置於竹簍中以日光曬乾。
④放在加入乾燥劑的罐內保存。
⑤飲用時，將乾燥葉揉搓後放入茶壺裡，注入開水。
⑥稍待片刻即可飲用。
乾燥劑

株充分成長後，採摘葉片用水洗淨，在滾水中燙過，然後置於陽光下晒乾。

充分乾燥後，置於放有乾燥劑的罐中保存。

嫩葉很容易和毛地黃弄混，必須注意。毛地黃當強心劑使用，屬於劇藥，可能會導致中毒死亡。分辨方法是，毛地黃開紫紅色的鐘狀花，雛菊則開白～淡紅紫色的花。在五～

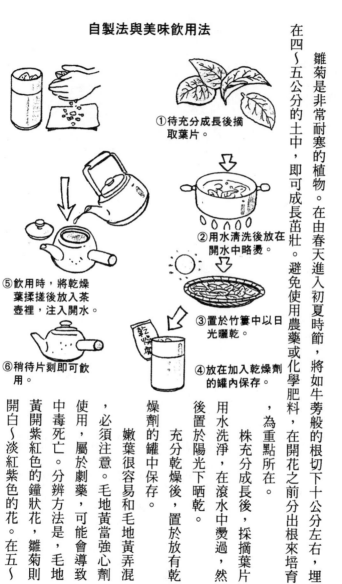

雛菊的青汁

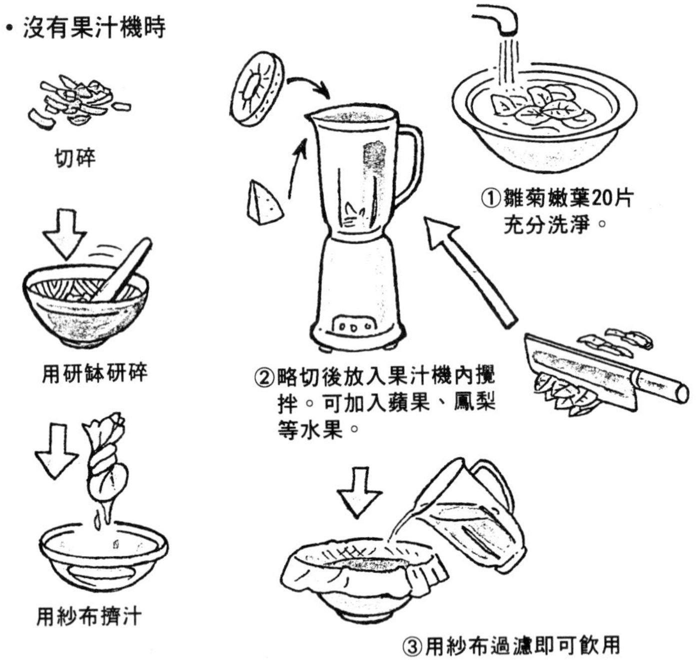
・沒有果汁機時
切碎
用研缽研碎
用紗布擠汁
①雛菊嫩葉20片
充分洗淨。
②略切後放入果汁機內攪
拌。可加入蘋果、鳳梨
等水果。
③用紗布過濾即可飲用

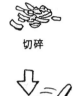

九月的開花時期採摘即可。

美味飲用法

和泡茶一樣，將乾燥葉揉碎後抓一把在茶壺裡，注入開水浸泡片刻即可飲用，一天喝二～三次。市售的雛菊茶及乾燥粉末，可直接用開水沖泡後飲用。若如同抹茶一般，用茶刷攪拌至起泡後再飲用，更增添其優雅。

雛菊青汁的作法

若能取得新鮮葉子，飲用汁液也具有效果。此外，其營養價值極高，嫩葉可燙或炸來吃，汁液則可飲用。

肥胖

引發成人病的關鍵

肥胖的類型

坊間有「皮帶孔每放鬆一格，壽命即縮短一年」的說法。尤其是中年過後的肥胖，更是引起各種成人病的關鍵。

現代醫學將肥胖分為二種類型。

一種為所謂的單純性肥胖，不是因為疾病，而是因吃得過多，運動不足或遺傳體質所造成的，占全體肥胖的九十五％。

其餘的五％稱為症候性肥胖，係由內分泌系統或中樞神經系統的疾病所引起。

對於症候性肥胖，除了注意均衡的飲

建議健康茶

巴拉圭茶
杜仲茶
烏龍茶
匙羹藤茶
香菇茶

其他建議健康茶

蕺草茶（P102）

肥胖的分類

	單純性肥胖	症候性肥胖
比率	95%	5%
原因	‧吃得過多 ‧運動不足 ‧遺傳體質	‧內分泌系統或中樞神經系統的疾病

食生活及適度的運動外，還必須治療原因疾病，否則無法產生減肥效果。

同樣是肥胖，又因脂肪細胞的大小和數目而分為不同類型。

其中之一為脂肪細胞數較多的肥胖。脂肪細胞增加的時期，在嬰幼兒期與青春期。由於脂肪細胞一旦增加就不會減少，因此，這一類型的人很難減肥。

另一種則是脂肪細胞數正常，但每個細胞都很肥大，中年發胖即屬於這一類型。只要使肥大的脂肪細胞恢復原先的大小，就能消除肥胖。

過胖會致命

過胖會對心臟造成負擔。如有脂肪沈著於心臟，則更加糟糕。此外，脂肪沈著於血管會造成動脈硬化，罹患高血壓、心肌梗塞、腦中風的危險也大增。脂肪積存在肝臟會形成脂肪肝，一旦發胖，胰島素的需要量也會提高，因而容易引起糖尿病。

肥胖的人要避免吃得太多，選擇不易發胖的飲食，並保持適度的運動。以斷食或自己的方式來減肥，可能會損及健康。採用與健康對立的減肥法，是相當不智的。在平均壽命不斷延長的今日，要想活得健康，就必須改正生活態度。

活用健康茶也能發揮助益。將適合個人體質的健康茶巧妙地納入生活中，當成健康生活的一環。

單純性肥胖又可分為：

①皮膚白皙、鬆軟的「水胖」型。

②硬胖型。

③非①非②型等三種類型。

肥胖者的主要問題，就是吃得過多。但同樣是肥胖，依類型不同效果也有所差異，需選擇適合自己體調的健康茶。

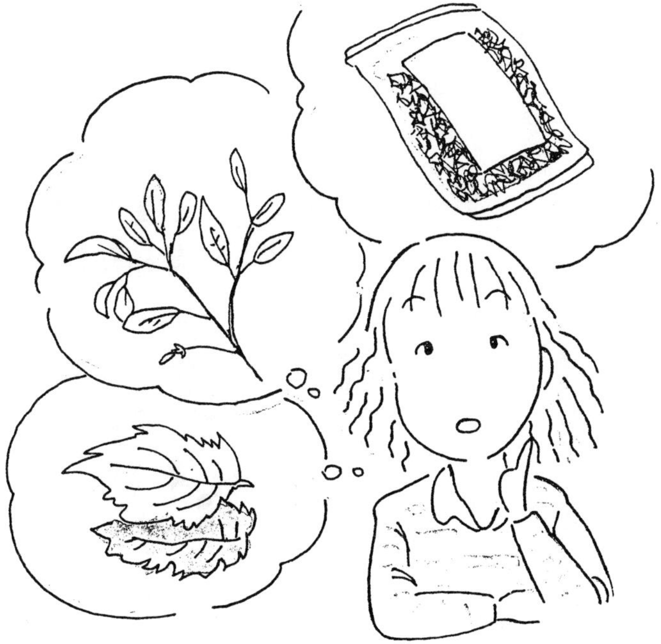

肥胖

香菇茶

藥用部份（生藥名）

全體

其它效果

★高血壓
★預防動脈硬化
★預防體質疏鬆症
★焦躁

減少中性脂肪

美食家的脂肪細胞較為肥大，容易發胖，同時血液中的脂肪亦告增加。這個脂肪，主要是由膽固醇和糖類所造成的中性脂肪。

中性脂肪附著於血管內壁，是導致動脈硬化的原因。

香菇在漢方被視為可浮化血液的食物。不但沒有熱量，還含有很多由其它食品很難攝取到，卻是身體必要的營養素，是很好的健康食品。

關於肥胖方面，香菇嘌呤可促進膽固醇的排泄，降低血液中的膽固醇值。此外，含有豐富的維他命B_2，可使由食物中攝取的脂肪和蛋白質，成為熱量燃燒掉。

在陽光下晒乾的香菇，含有大量維他命D（用機械烘乾的香菇則不然），可促進新陳代

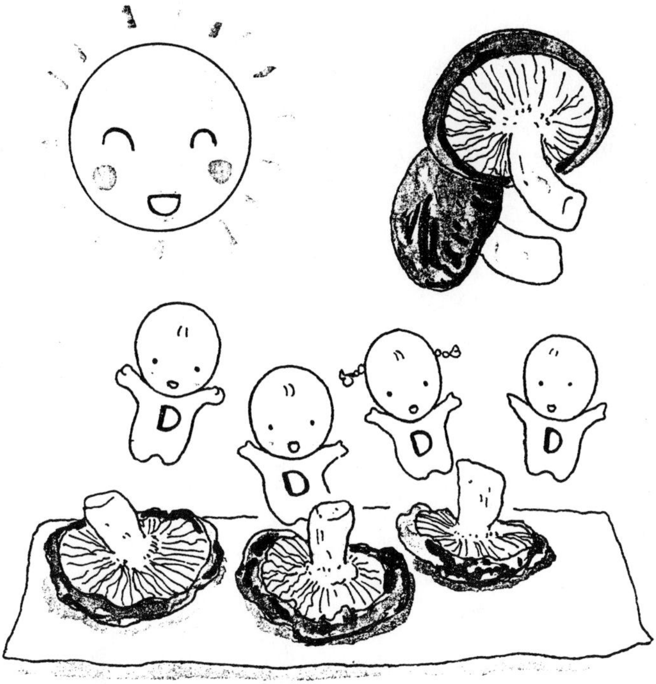

謝、加速老舊廢物的排出。再者，富含的纖維可促進排便。

屬於硬胖型，有便秘傾向的人，很適合飲用這種健康茶。

豐富的維他命D

香菇的成分麥角甾醇，暴露在紫外線下會成為維他命Ｄ。

為了引出維他命Ｄ，在吃新鮮香菇或乾香菇之前，最好先晒晒太陽。

近來市售的乾香菇多半是用機器烘乾，但在陽光下至少也要晒上半天。當然，晒的時間愈久效果愈好。

麥角甾醇以傘的內側較多，

故晒時內側面向陽光為秘訣所在。

最近常被提及的骨質疏鬆症，是骨中鈣質減少、骨質變得疏鬆的毛病，只要受到一點點刺激，就會引起骨折或足腰疼痛。

維他命D具有幫助鈣質吸收的作用，攝取富含鈣質的食品時，宜經常飲用用乾香菇製成的香菇茶。

鈣質缺乏時，會導致自律神經失去平衡、精神不穩定而容易焦躁，香菇茶具有防止的效果。

正如先前所述，若能抑制血液中的中性脂肪，即可預防動脈硬化，血液循環良好則有助於預防高血壓。

自製方法

香菇中附著於傘內側縐摺的孢子，是含營養較多的部份。

傘張開時孢子容易掉落，故要選擇傘未過度張開、

自製方法

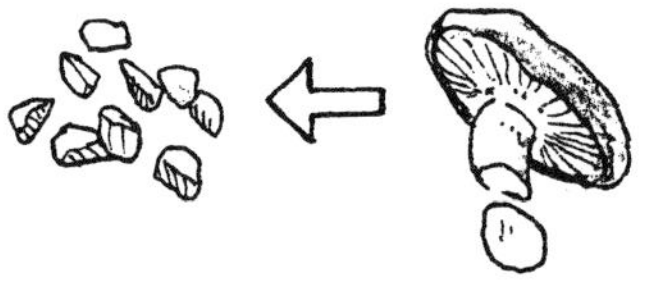

①去蒂切碎。

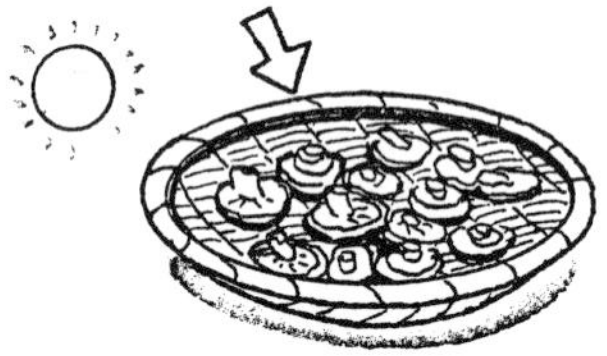

②攤開在太陽底下曬乾，可產生維他命D成分。

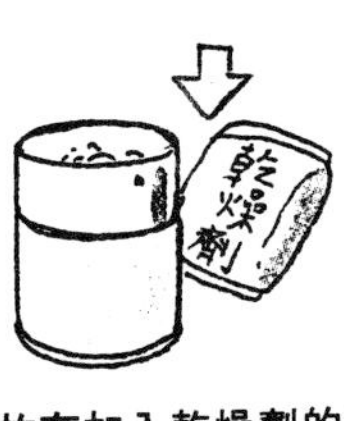

③放在加入乾燥劑的罐中保存。

美味飲用法

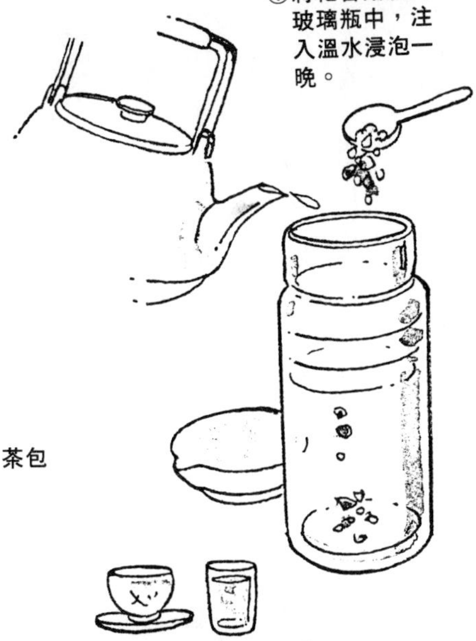
①將乾香菇放入玻璃瓶中，注入溫水浸泡一晚。
②冷卻或溫熱飲用皆可。

• 香菇紅茶

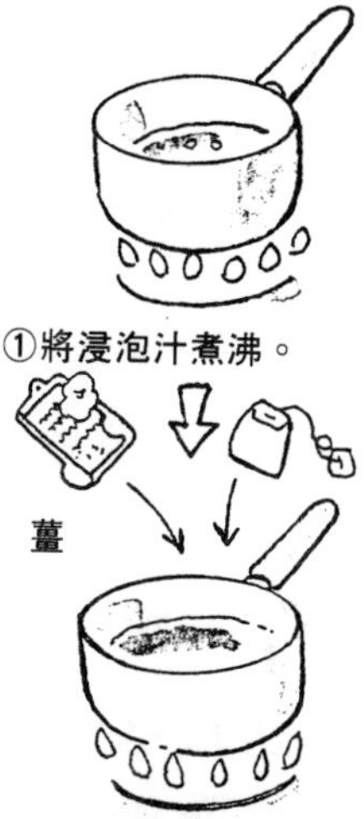
①將浸泡汁煮沸。
茶包
薑
②將紅茶茶包和薑屑一起放入，可溫熱身體。

肉較厚的香菇。

選用新鮮或乾香菇均可。首先去蒂、切細，放在陽光下充分晒乾，即可產生維他命D。

接著置於放入乾燥劑的罐中保存。

美味飲用法

乾香菇浸泡還原，長時間擱置後即可產生有效成分。

可於前一天晚上事先浸泡好翌日要用的分量。

肥胖

杜仲茶

藥用部份（生藥名）

樹皮（杜仲）、葉

其它效果

★防止宿醉
★降血壓
★消除壓力

適合肥胖、沒有元氣的人

杜仲茶在近幾年來極受歡迎。

根據『本草綱目』的作者李時珍所述，「杜仲樹」是由杜仲所發現，故以其姓名來加以命名。

杜仲原產於中國，屬於杜仲科落葉喬木，其樹皮早在四千年前就被視為「恢復青春的妙藥」，非常珍貴。作為漢方藥原料的樹皮，取自樹齡二十～三十年的杜仲樹，因此價格昂貴。

其後人們才發現，葉和樹皮的成分幾乎完全相同。

既是落葉樹，當然可以取得大量樹葉，杜仲之名因而廣為人知。

杜仲茶中含有脂肪代謝促進成分及利尿效果成分，可減少血液中的膽固醇和中性脂肪。此外，還能促進老舊廢物的排泄，對有浮腫傾向的人非常有效。

成分與效果

在美國，近年來對杜仲成分的研究極為盛行。結果發現，杜仲中含有降血壓的松脂醇等。此外，具有利尿作用和神經的鎮痛作用，可防止宿醉。杜仲茶和酒交互飲用，或是調成杜仲茶小酒，可預防惡醉。

橡膠物質成分膠木膠，能保護胃壁，和維他命C及鞣酸一樣可抑制胃液的大量分泌，可防止壓力性的胃毛病。

美味飲用法

杜仲葉茶在藥店及健康食品店均可買到，最近也有茶包出售。作法與煎煮麥茶一樣。宿醉時，煎煮至半量後慢慢飲用即可。

美味飲用法

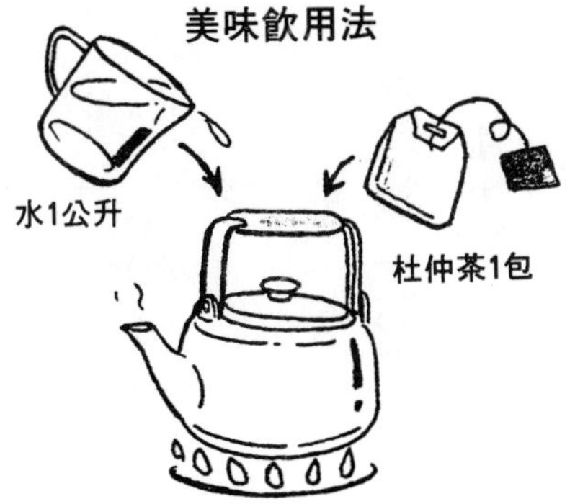

①市售杜仲茶1包和水1公升放在水壺中，煮沸2～3分鐘後熄火。

• 宿醉

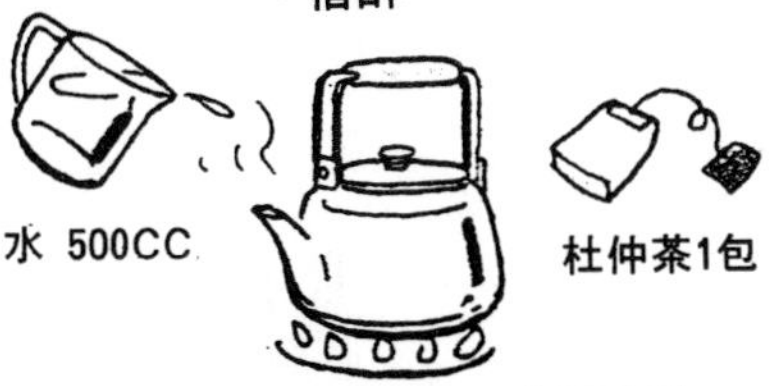

杜仲茶1包加水 500CC煮至半量，然後慢慢飲用。

肥胖

匙羹藤茶

藥用部份（生藥名）

其它效果

★強壯
★健胃

◉

「殺砂糖」的匙羹藤茶

中國醫學漢方的源流，即印度傳承醫學阿尤爾・威達。具三千年以上歷史的阿尤爾・威達，最常用的藥就是匙羹藤。

匙羹藤的別名為「殺砂糖」，當強壯、健胃、糖尿病的藥物使用。

抑制糖的吸收

匙羹藤茶原產於印度，屬藤蔓植物。其中所含的匙羹藤酸，會作用於舌頭感覺甜味的味蕾，即使吃了甜食，過一陣子後也不會感受到甜味。

此外，實驗結果也證明，小腸所吸收的葡萄糖有三十五％以上受到抑制，所以具有抑制體內攝取過多葡萄糖的作用。

米飯、麵包等碳水化合物中所含的葡萄糖，在小腸吸收、在肝臟製成血糖送到血液中，成為熱量源。

但，過多的血糖會融入脂肪細胞，變成脂肪貯存在體內，成為肥胖的原因。

匙羹藤可防止吸收過多葡萄糖，有助於預防及消除肥胖。尤其是喜歡甜食的人，最適合這種健康茶。當然，糖尿病患者也可以使用。

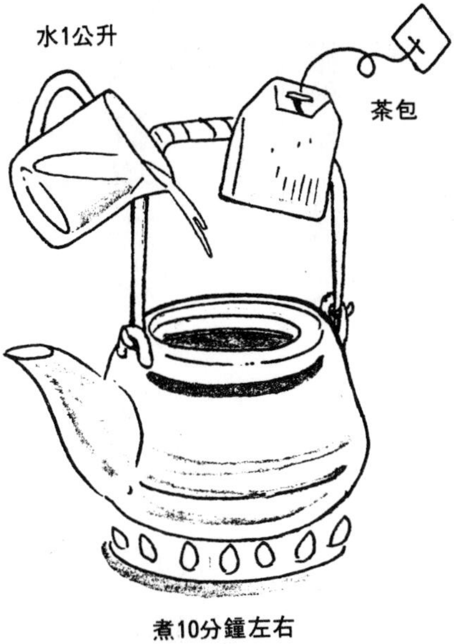

不過，抑制糖分的吸收，並不等於抑制脂肪的吸收，須注意油不可攝取過多。

美味飲用法

匙羹藤茶在市面上有茶包販賣，在藥房及健康食品店均可買到。在一ℓ的水中加入一包煮十分鐘，倒入茶壺中飲用。晚上肚子餓時，也可以飲用匙羹藤茶。

肥胖

巴拉圭茶

藥用部份（生藥名）

其它效果

★便秘
★增進食慾
★強壯

豐富的維他命、礦物質

在南美，從印加帝國時代開始一千多年前，巴拉圭茶即為原住民的飲料。

原料為自生於巴西西部及巴拉圭的常綠樹葉，使用當地特有的葫蘆或牛角製成的專用器具，以金屬製管子吸食。

巴拉圭茶含有日常生活中容易缺乏的成分，特別是鐵和鈣質，此外還含有鞣酸、胡蘿蔔素、維他命C・A・B_1、B_2、具利尿作用的可可豆鹼及能促進脂肪代謝的膽鹼等。

所以，不但具減肥效果，還可補充因減肥而缺乏的礦物質成分。

孩童也可安心使用

巴拉圭茶能促進腸的運動，具有消除便秘的效果；含有豐富的礦物質成分，可增進食慾、消除疲勞、強壯身體。咖啡因含量較少，可安心飲用。再加上可自然攝取鈣質，最適合正值成長期的孩童或骨質脆弱的老年人飲用。

美味飲用法

目前，巴拉圭茶主要在阿根廷、巴拉圭、巴西三國生產、加工。在日本，可以合理的價格在藥房及專賣店買到。巴拉圭茶分為綠巴拉圭茶和烤巴拉圭茶二種。綠巴拉圭茶是在收穫後一天內直接過火固定葉綠素，然後加以乾燥，仍然留有一絲青澀味。烤巴拉圭茶則如烘焙咖啡豆似地，成品充滿香氣。綠巴拉圭茶適合熱飲，烤巴拉圭茶則適合冷飲。

　飲用法和一般的茶相同。喝起來爽口、易於入喉，每泡可沖三次。

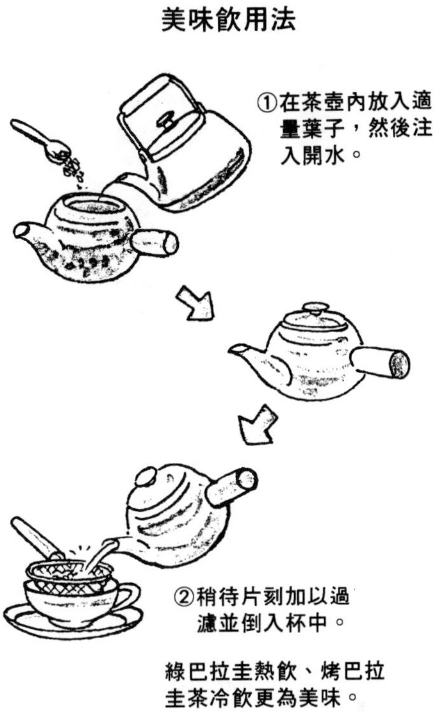
美味飲用法
①在茶壺內放入適量葉子，然後注入開水。
②稍待片刻加以過濾並倒入杯中。
綠巴拉圭熱飲、烤巴拉圭茶冷飲更為美味。

肥胖

烏龍茶

藥用部份（生藥名）

葉

其它效果

★高血壓
★預防心臟病

種類繁多的中國茶

中國製造的茶，依其製造法可分為六種。最古老的是綠茶，其餘依序為黃茶、黑茶、白茶、青茶、紅茶。

綠茶和日本茶一樣，是未經發酵製造的。半成品帶有花香，稱為花茶，其中以茉莉花茶（香片）最為有名。除了綠茶以外，其它全部經由發酵製造。黃茶是在高溫處理後，經過一般時間黃化，略微自然氧化而成的。

黑茶是在高溫處理後慢慢氧化而成，為黑褐色，如普洱茶等。

白茶未經炒過，任其自然萎縮、乾燥。發酵期間較長，氧的作用會使其外側覆蓋一層白色的柔毛。

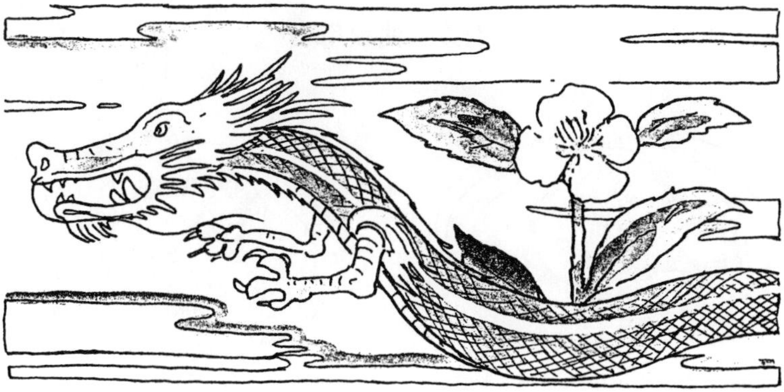

青茶為烏龍茶，屬於半發酵茶。

一〇〇%發酵的是紅茶，占中國茶總產量的四分之一，輸出量則占全部茶葉的一半。

在營養方面，未經發酵的綠茶維他命豐富，發酵後則會失去維他命C。

淨化血液

烏龍茶的主要產地在福建省，依產地樹木不同又分為許多種類。基本上有武夷岩茶、安溪鐵觀音、水仙、烏龍、包種、色種、香櫝等數種。

烏龍之名的由來，一說是因茶的色澤如烏鴉一般黑，形狀有如龍一般地彎曲；另一說則是因開拓者為福建安溪一位名叫蘇龍，雅號「烏龍」的人士，故而得名。

在中國，烏龍茶分為六個等級，一、二級為高級茶。當然，高級茶的藥用效果更高。

烏龍茶和綠茶同樣含有咖啡因和鞣酸，但幾乎不含維他

老人茶的飲用法

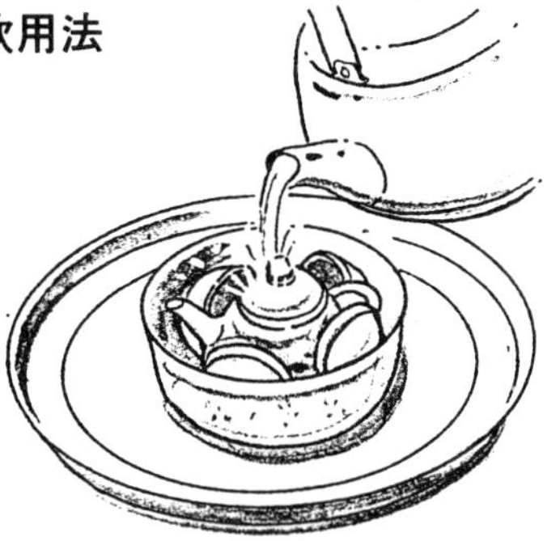

①將茶器洗淨，澆淋開水使其溫熱。

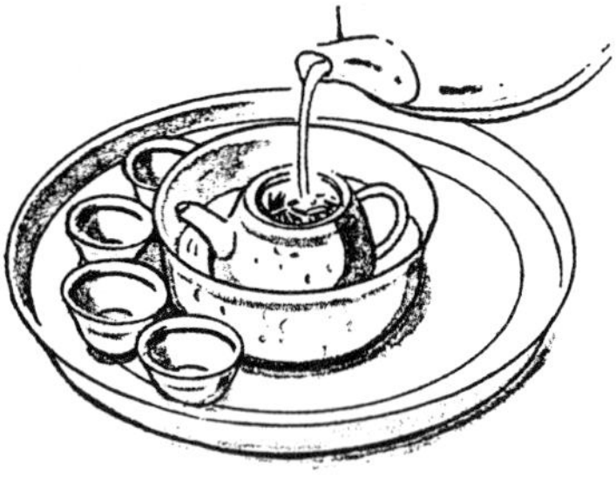

②取出茶杯，在茶壺內放入七分滿的茶葉，再注入開水。

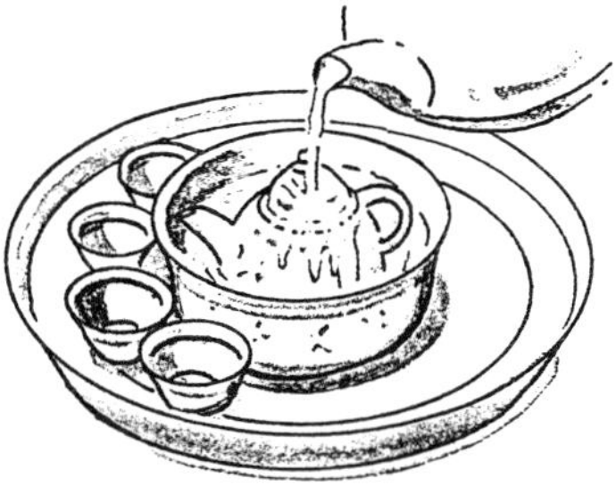

③蓋上茶壺蓋，在外面澆淋熱水，使茶壺溫熱。

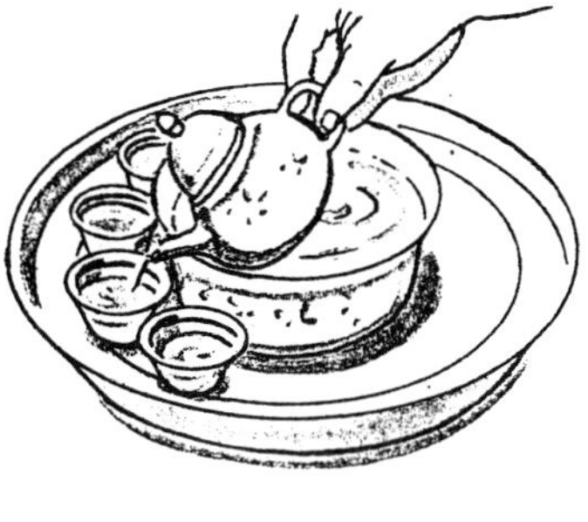

④將茶平均倒入茶杯內。

命C。

吃了油膩食物後喝一口烏龍茶，可使口中清爽。

另外還具有醒酒，殺死腸內細菌等作用。

根據日本醫學界所發表的實驗結果，經常飲用烏龍茶，既可達到減肥效果，又可減少血液中的膽固醇和中性脂肪、預防心臟病及降血壓。

美味飲用法

現在中國，一般人都不再使用茶壺，而是直接將茶葉放在大杯中並注入開水，

美味飲用法

• 使用茶壺

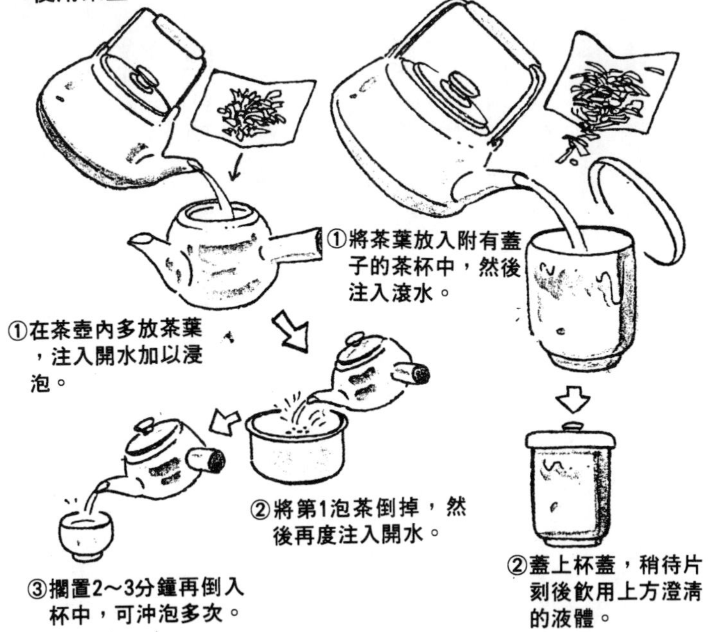
①在茶壺內多放茶葉，注入開水加以浸泡。
②將第1泡茶倒掉，然後再度注入開水。
③擱置2～3分鐘再倒入杯中，可沖泡多次。
①將茶葉放入附有蓋子的茶杯中，然後注入滾水。
②蓋上杯蓋，稍待片刻後飲用上方澄清的液體。

稍待片刻後飲用上方的茶液。

但在飲用高級烏龍茶時，不妨使用類似日本煎茶道的茶器泡老人茶喝。

在家中喝茶時，要在茶壺中放入較多茶葉，注入開水使茶葉儘早打開，然後倒掉第一泡茶，再重新注入開水，二～三分鐘後即可倒出茶汁飲用，烏龍茶可以沖泡多次。

烏龍茶要美味，秘訣就在於水量要少，茶葉要多，而且一定要使用開水。

烏龍茶可以防止惡醉，也可以與燒酒調和成水酒來喝。

肌膚乾燥、斑點、美肌

調整內臟及肌膚

促進新陳代謝、美化肌膚……

所謂「一白遮三醜」，擁有美好肌膚是美麗的基本。

也有人說：「皮膚是內臟的鏡子」，健康美麗肌膚的基礎，就在於內臟的調和。

要使肌膚美麗，就要使新陳代謝旺盛，讓新、舊皮膚的更替順利進行。

隨著年齡增長，新陳代謝會逐漸衰退，便秘更是肌膚的大敵。

最好選擇能促進新陳代謝，消除便秘的健康茶每天飲用。

建議健康茶

薏米茶

其　他
建議健康茶

銀杏葉茶（P204）
河原決明茶（P94）
枸杞茶（P193）
蕺草茶（P102）
決明茶（P105）

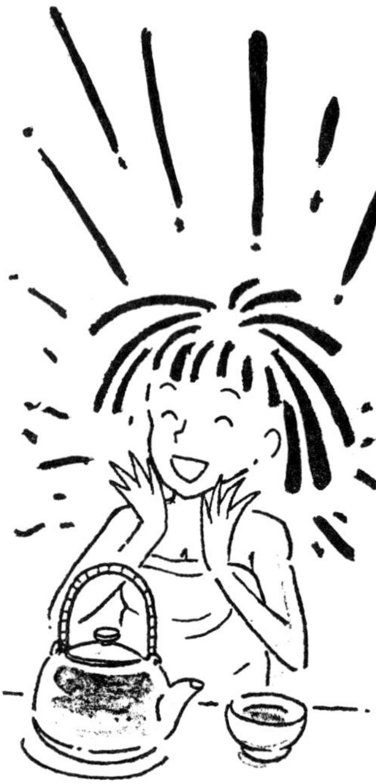

肌膚乾燥、斑點、美肌

薏米茶

藥用部份（生藥名）

果實（薏苡仁）

其它效果

★預防高血壓
★健胃
★整腸
★消除疲勞
★風濕
★神經痛
★促進母乳
……◉

用來去疣的薏米

薏米自古即為穀物之王，以前稱為四國麥、朝鮮麥、唐麥等。

薏米脫殼會出現白色果實，乾燥後漢方稱為「薏苡仁」，是漢方藥的重要材料。

昔日為美肌藥，受到許多女性喜愛。對面皰、肌膚粗糙、肌膚發黑、疣等肌膚問題有效，更是自古即被視為去疣的妙藥。

薏米中富含鉀，具有利尿、促進新陳代謝等作用，薏苡仁成分則對腫瘍組織有效。對便秘也有效，故可治療面皰或腫疱。

疣很多時，可利用以薏米萃取劑製成的錠劑或顆粒狀物質來治療。

良好的利尿作用、鎮痛作用

薏米茶的利尿作用，可以改善血液循環，使污濁的血液淨化，並預防高血壓。

對於因水毒導致風濕所引起的僵硬、腫脹、具有鎮痛作用。

母乳分泌不足時，只需飲用薏米茶，或將去殼的薏米以一比二的比例和白米混合，煮熟後食用即可。

使用於料理時，生薏米很難消化，一定要加熱調理。孕婦和有便秘傾向的人，不可攝取過多。營養價值極高，可在產後多多利用。

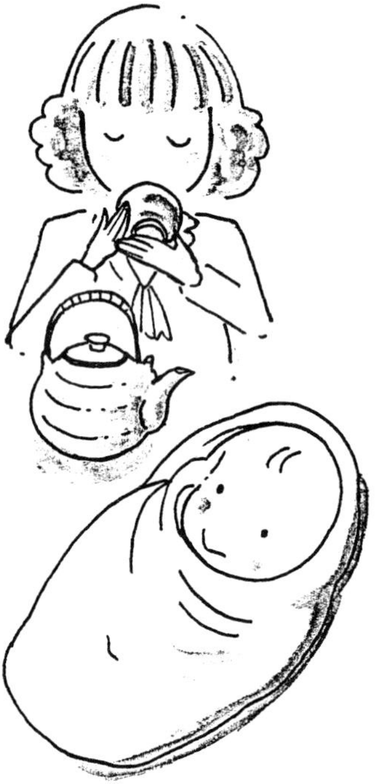

自製法與美味飲用法

薏米原產於熱帶亞洲，為稻科一年草，在日本自古即廣為栽培。

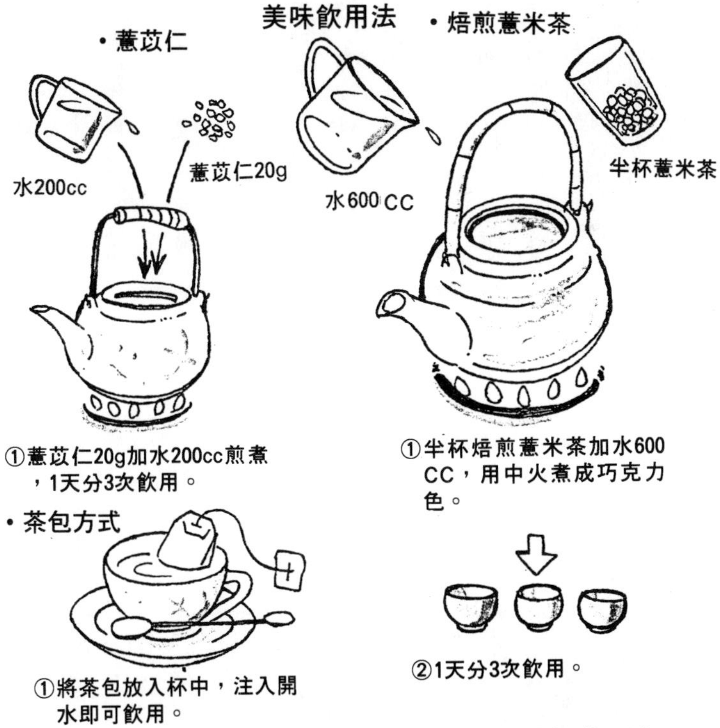
美味飲用法
・薏苡仁
水200cc
薏苡仁20g
①薏苡仁20g加水200cc煎煮，1天分3次飲用。
・茶包方式
①將茶包放入杯中，注入開水即可飲用。
・焙煎薏米茶
半杯薏米茶
水600 CC
①半杯焙煎薏米茶加水600 CC，用中火煮成巧克力色。
②1天分3次飲用。

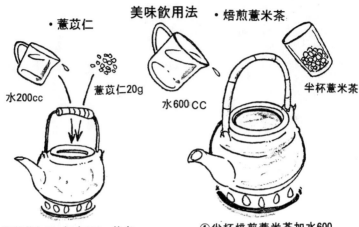

與川穀極為類似，但薏米整體為淡綠色，果實為帶有光澤的茶褐色，具有縱條紋，用指尖即可捏碎。川穀的果實則花紋雜亂，較硬而不易捏碎。

薏米可在庭院空地或家庭菜園中栽培。

飲用之前，要如麥茶一般先煎煮過。

市售的薏米茶，有的是將薏米用水浸泡，在其發芽前焙煎而成，有的則是只去殼或以茶包方式販賣。

薏米茶風味極佳，與帶有澀味的健康茶合併飲用很好。

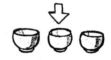

特應性皮膚炎

對過敏物質敏感的體質

何謂特應性皮膚炎？

所謂特應性，正確地說是在過敏當中，遺傳要素較強、有過敏原因物質進入體內立刻會產生反應的類型。

特應性皮膚炎，是指對食物、灰塵、花粉、黴菌、蟎等產生過敏反應而引起的皮膚炎。

一般從出生後一～二個月開始，到小學低年級的孩童較容易出現。其中多半在成人後即告痊

建議健康茶

紅藪茶

其他建議健康茶

艾草茶（P199）

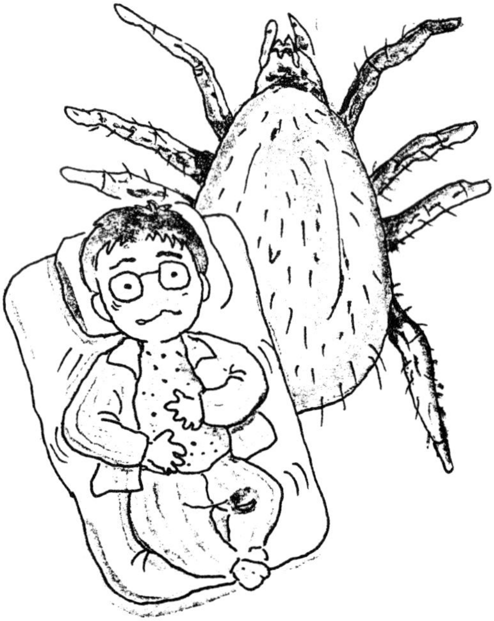

癒，不過近來也有在青年期發病的列子。

不適症狀會長久持續，不單是孩子，連大人也不勝其煩。

症狀與治療方法

嬰幼兒在臉或頭會出現紅色濕疹或如結痂似的濕疹，而且有發癢症狀。隨著年齡增長，肌膚乾燥有如白粉般的狀態會出現，當然還是會發癢。

治療方法包括：禁食會成為過敏原因的食物，經常打掃住家環境以減少黴菌和蟎等，但由於原因和發症構造至今不明，因此處理起來十分棘手。

特應性皮膚炎不可或缺的藥物為類固醇軟膏，但它雖能使症狀暫時好轉，卻會產生強烈的副作用。

長時間持續塗抹時，皮膚的抵抗力減退，反而很難痊癒。因此，使用類固醇軟膏時，一定要遵照醫生的指示。

特應性與體質有關，很難根治。像過敏性皮膚炎即使治好，也可能會引起支氣管氣喘，很難與特應性疾病完全絕緣。

這時，可利用健康茶來改善體質。持續每天飲用對特應性皮膚炎有效的茶，就能改善體質。

特應性皮膚炎

紅藪茶

藥用部份（生藥名）

葉・枝

其它效果

★高血壓
★預防動脈硬化
★預防癌症
★胃腸障礙
★美肌
★增進健康

奇蹟茶

紅藪茶被南非原住民視為長生不老的飲料，對很多疾病均有效，自古即加以利用。「紅藪」是因在製茶過程中，將乾燥葉發酵成為紅褐色而得名。

紅藪生長於南非塞達爾巴格山脈一帶，屬豆科植物。煎煮後色澤類似紅茶的深紅色，但不帶澀味或苦味，很容易入喉。

紅藪茶具有「抗氧化作用（SOD樣作用）」，可抑制在體內增加過多的活性氧的作用。

活性氧與其它物質結合的力量很強，是人體所需要的物質，但增加過多會傷及細胞和遺傳因子、加速老化，成為疾病的原因。SOD酵素可抑制活性氧、防止老化，近來備受各界矚目。黃綠色蔬菜具有很強的SOD樣作用，紅藪茶的力量則比其高出數十倍。

紅藪茶為何對特應性皮膚炎有效，目前還不清楚，但可能與SOD樣作用能淨化血液、提高新陳代謝有關。

無咖啡因、低鞣酸，故嬰幼兒也可以安心飲用。

紅藪茶所含的主要成分與特徵

主要成分
蛋白質
灰分
鞣酸
磷
鐵
鈣
鈉
鉀
鎂
銅
鋅
錳
類黃酮

▼不含咖啡因、低鞣酸。
▼具有抑制活性氧在體內過度增加的作用。

紅藪茶與活性氧

活性氧與體內的不飽和脂肪酸結合後，會形成對人體有害的過氧化脂質。

因過氧化脂質而變性的蛋白質附著於動脈壁，其上再有膽固醇或脂肪附著，就會引起動脈硬化。動脈硬化是引起狹心症、心肌梗塞、腦梗塞、腦血栓等的原因。

附著於血管的脂質，會使血

管的循環不良、升高血壓。

紅藪茶中所含的SOD樣作用，能抑制過剩的活性氧，從根本上消除動脈硬化或高血壓。

只要淨化血液、提高新陳代謝，就能增進健康、防止老化。

活性氧據說與癌細胞的發生有關，因此，只要抑制活性氧，就能發揮制癌作用。

壓力升高時，活性氧亦告增加，所以對壓力引起的胃腸障礙有效。

美味飲用法

紅藪茶的原料只能在當地栽培，故無法親手製作，但可在藥局或健康食品店買到。

因為是以茶包方式出售，所以可如紅茶一般泡熱開水飲用，一個茶包可多次使用。

此外，也可以像麥茶一樣，用鍋煮好後再喝。

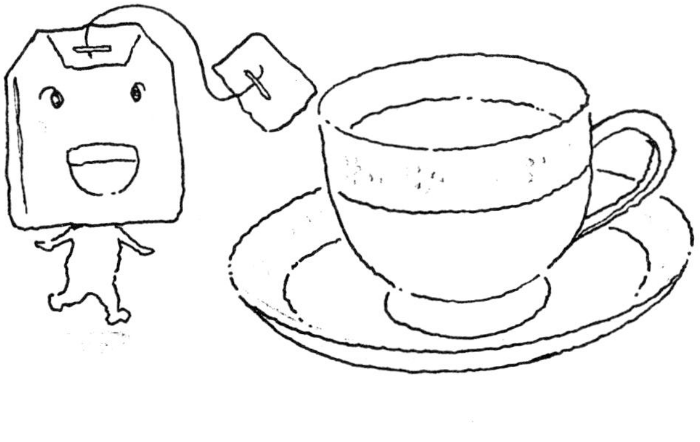

各種利用方法

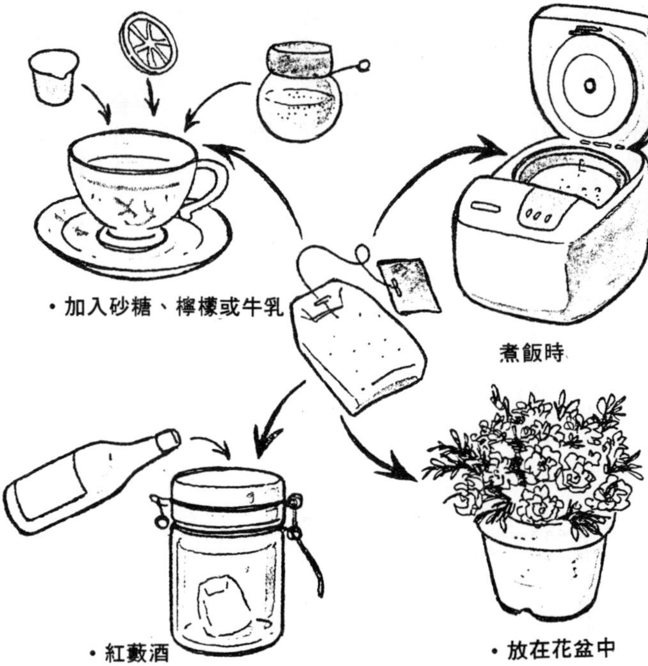
・加入砂糖、檸檬或牛乳
煮飯時
・紅藪酒
・放在花盆中

各種利用法

煮飯時加入一些紅藪茶，可去除米的陳腐氣味，將茶渣置於花盆中，可增進植物的色澤。

像紅茶一樣加入砂糖、牛奶和檸檬，喝起來更加美味。

在一・八ℓ燒酒中放入約六g的紅藪茶，浸泡七天以上，即為自製的紅藪酒。

消除疲勞

充分休養為首要條件

疲勞的區別

疲勞包括肉體疲勞和精神疲勞。

肉體疲勞，是活動身體所引起的疲勞。工作或運動過度時，任何人都會感到疲勞，疲勞是身體需要休息的訊號。攝取足夠的營養，悠閒地泡個澡，然後好好睡上一覺，就能消除疲勞。

「疲勞就要休息」，是保持健康的基本條件。生活不規律、休養不夠而致疲勞蓄積時，會轉為慢性疲勞。

現代是個壓力社會，每個人都會承受壓力，因此會導致精神疲勞。

疲勞持續時，會使人對任何事都失去慾望。適時轉換心情，不讓今天的疲勞延續到明天，是健康過活的秘訣。當出現疲勞無法消除、覺得渾沌、睡不好或缺乏食慾等自覺症狀時，可利用健康茶來消除疲勞。

建議健康茶

枸杞茶

其他建議健康茶

明日葉茶（P56）
錐形果茶（P122）
蝦夷五加茶（P50）
柿葉茶（P141）
河原決明茶（P94）
紫蘇茶（P116）
薏米茶（P183）
枇杷葉茶（P68）
巴拉圭茶（P176）

消除疲勞

枸杞茶

藥用部份（生藥名）
根皮（地骨皮）
果實（枸杞子）
葉（枸杞葉）

其它效果

★強精
★高血壓
★動脈硬化
★便秘
★手腳冰冷症
★氣喘
……◉

延命長壽的藥草

枸杞在一千多年前即被視為長生不老藥而備受喜愛，其衆多藥效中以消除疲勞的效果最為有名。

仙人將枸杞視為不老長壽的妙藥，久米仙人就是因為常吃枸杞，才得以活到一六八歲。據說仙人的枴杖是用枸杞木作成，故枸杞亦稱仙人杖。

果實、葉、根均可當生藥使用，枸杞茶用的是葉。

葉中含有維他命B_1、B_2、C，以及在體內無法合成，必須經由食物攝取的必須氨基酸、芸香苷、甜菜鹼、鈣、磷等物質。

這些都能降低血糖值，促進肝細胞的再生，防止動脈硬化，因此，能防止老化，提高免疫力、消除疲勞。

果實和根均可使用

中國最古老的藥學書『神農本草經』中，記載枸杞的藥效為：「長期服用亦不會產生副作用，可強化筋骨、輕身、防止老化、耐寒暑。」此外還提到：「旅行千里之時，不可食枸羹」。這是因為，枸杞會增強性慾的緣故。

除了防止高血壓、動脈硬化外，還能溫熱身體，適合因貧血或低血壓而身體發冷的人使用。另外，也具有止咳、消除便秘及美肌效果。

對高血壓很好，但因溫熱身體的作用極強，對血壓較高、容易頭昏眼花的人並不適合。

枸杞子對肝臟、腎臟很好，經常飲用枸杞酒或藥膳，可收滋養、強壯之效。根為中藥材料，具有解熱、降血壓、止咳、去痰等效果。

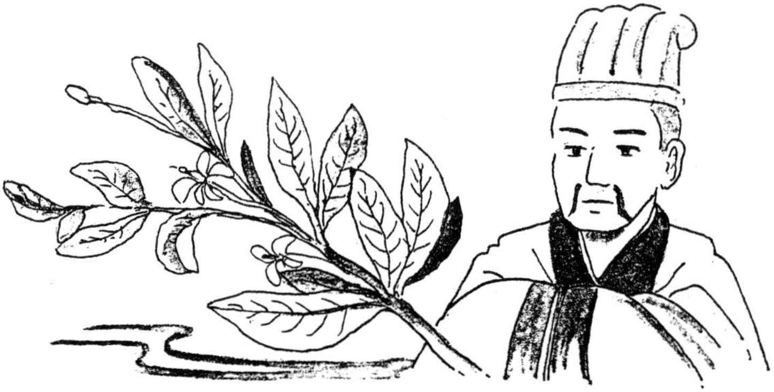

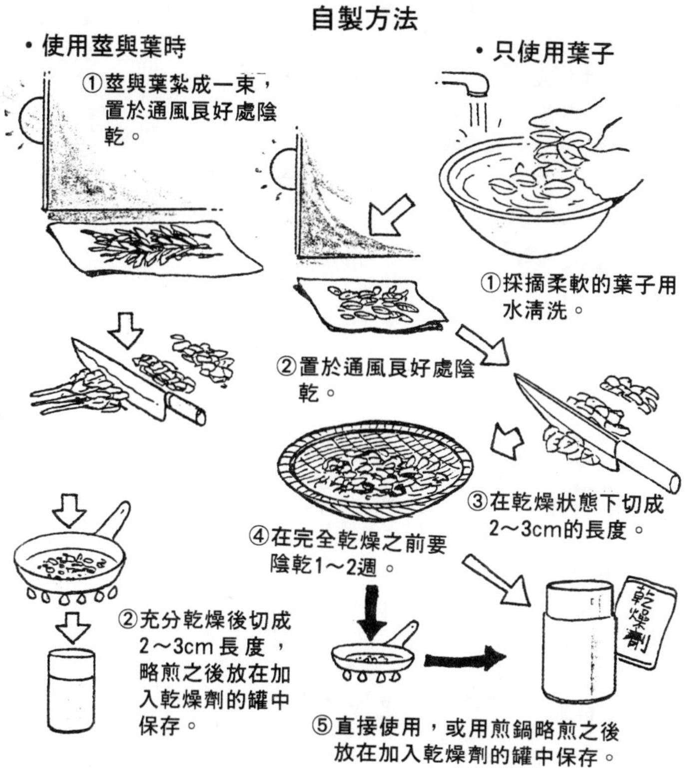
自製方法
•使用莖與葉時
①莖與葉紮成一束，置於通風良好處陰乾。
②充分乾燥後切成2～3cm長度，略煎之後放在加入乾燥劑的罐中保存。
•只使用葉子
①採摘柔軟的葉子用水清洗。
②置於通風良好處陰乾。
③在乾燥狀態下切成2～3cm的長度。
④在完全乾燥之前要陰乾1～2週。
⑤直接使用，或用煎鍋略煎之後放在加入乾燥劑的罐中保存。
乾燥劑

自製方法

枸杞在日照良好的河略、路旁群生，為茄科落葉灌木。

可在庭院栽培，於梅雨時節剪枝插在有濕氣的地方，十五天就會發芽。嫩葉容易有蟑螂或枸杞蟎附著，必須將其驅除。

採摘野生枸杞時，必須先確認有無蟲或白色黴菌附著。

六～七月採摘，枸杞茶可用葉和莖製造。

混合莖時，很難引出成

分，故必須煎煮後服用。剪煮後剩餘的水分飛散，可防止黴菌附著，味道和香氣也很好。

美味飲用法

原則上和平常喝茶一樣，將枸杞茶放在茶壺中沖泡即可。如欲加強藥效，則加以剪煮，一天飲用三次。枸杞含具興奮作用的成分，吃太多時會無法熟睡，必須注意。

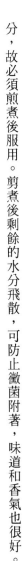

枸杞葉可以吃，用果汁機將其打成粉末，像抹茶一樣使用即可。茶渣可以加在料理裡面，不要輕易丟掉。

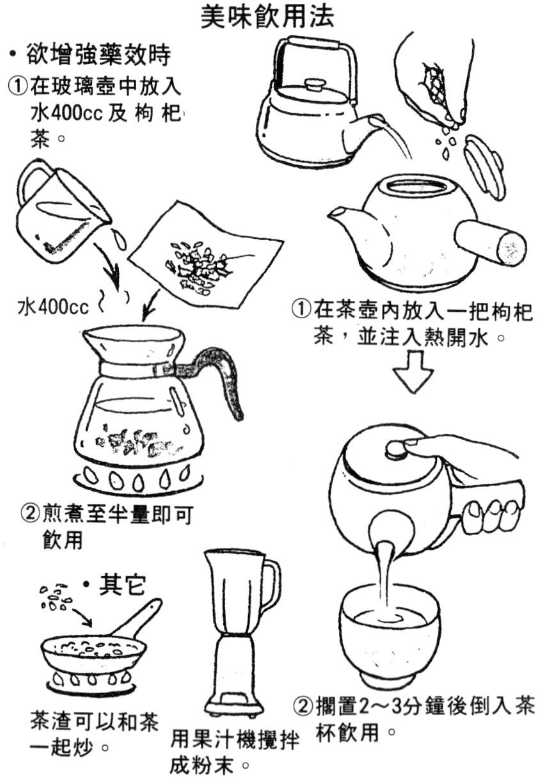
美味飲用法
・欲增強藥效時
①在玻璃壺中放入水400cc及枸杞茶。
水400cc
②煎煮至半量即可飲用
①在茶壺內放入一把枸杞茶，並注入熱開水。
②擱置2～3分鐘後倒入茶杯飲用。
・其它
茶渣可以和茶一起炒。
用果汁機攪拌成粉末。

枸杞飯與枸杞粥

枸杞也可以應用於各種料理。初夏時若能取得新鮮的枸杞嫩葉，可將其炸或燙

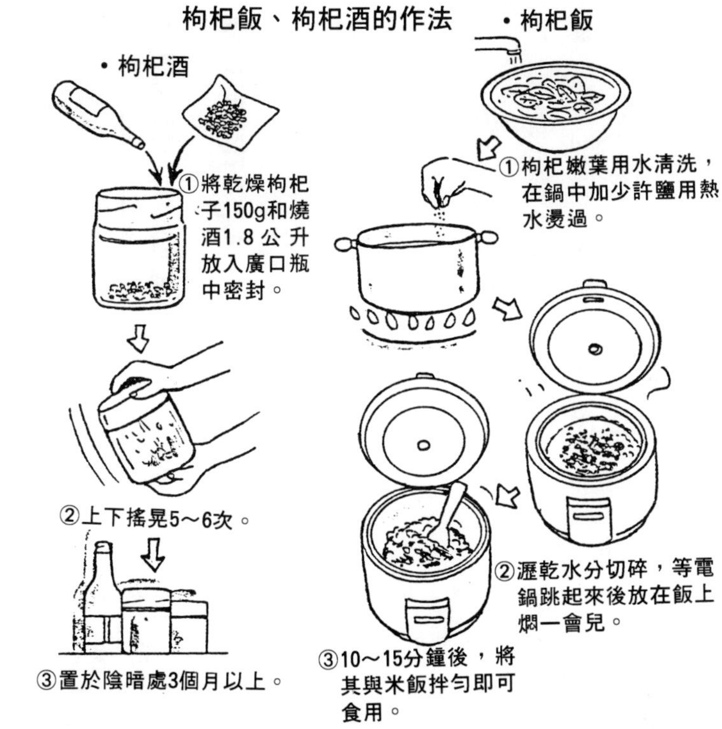
枸杞飯、枸杞酒的作法
・枸杞酒
①將乾燥枸杞子150g和燒酒1.8公升放入廣口瓶中密封。
②上下搖晃5～6次。
③置於陰暗處3個月以上。
・枸杞飯
①枸杞嫩葉用水清洗，在鍋中加少許鹽用熱水燙過。
②瀝乾水分切碎，等電鍋跳起來後放在飯上燜一會兒。
③10～15分鐘後，將其與米飯拌勻即可食用。

來吃。在此為各位介紹使用葉的枸杞飯的做法。

九～十月間，花的前端會結果實，綠色的果實在十一月時會熟透成為紅色。果實很甜，可以直接吃，充分晒乾後即為枸杞子。枸杞子可用來煮枸杞粥。

枸杞子或枸杞茶在中藥房或食品賣場均可買到。

枸杞酒的作法

枸杞子也可以用來做枸杞酒。選擇顆粒較大，呈紅色的枸杞子，表面可能會附著如黴菌般的白粉，但因成分附著其上，故不可用水洗掉。

防止老化

既能防止老化，又可預防成人病

建議健康茶

銀杏葉茶
艾草茶

其他建議健康茶

茶食（第4章）

老化與健康茶

不老不死是人類共通的夢想。幾十年前人生只有五十年，但現在已延長為八十年了，不過，長壽之餘，還要活得健康、有元氣才行。

老化的原因，出現時期和狀態各有不同。動脈硬化是老化現象的一大要因。很多成人病都是因老化引起的。因此，只要防止老化，就可預防成人病和動脈硬化。

防止老化的方法，包括均衡的飲食，適度的運動和休息及每天飲用對身體有益的健康茶等。

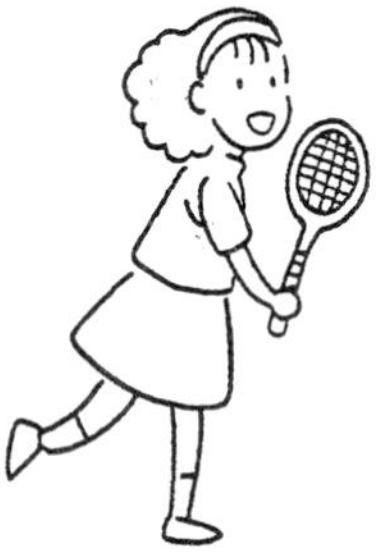

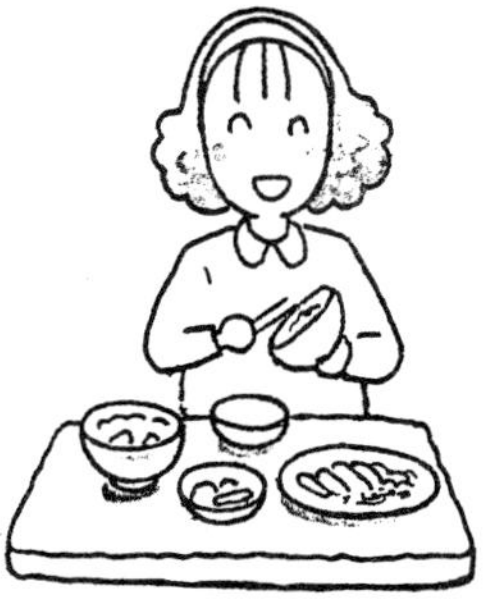

防止老化

艾草茶

藥用部份（生藥名）

葉（艾葉）

其它效果

★肥胖
★健胃
★貧血
★手腳冰冷症
★風濕
★壓力
★心臟病
★預防癌症
★過敏

能調整體調的艾草

艾草經常混在草餅中。端午節時菖蒲紮成束，丟在洗澡水中泡澡以求無病息災的習慣，一直流傳到現在。

古人由經驗確認了艾草的藥用效果，而今人對其原理，已具有某種程度的科學認識。艾草中含有防止細胞老化的物質。

過氧化脂質為老化的原因之一。當體內的不飽和脂肪酸與過剩的活性氧結合時，會形成過氧化脂質。過氧化脂質會沈著於血管，阻礙血液循環，引起高血壓或動脈硬化。

艾草葉中所含的咖啡鞣酸，可抑制過氧化脂質的生成。

此外，鞣酸也可預防過敏性疾病。

香氣佳、藥效高的艾草，可做成艾草茶、艾草湯、艾草餅，近來還有艾草麵包，利用範圍相當廣泛。

艾草在許多地方均有生長，可多加利用。

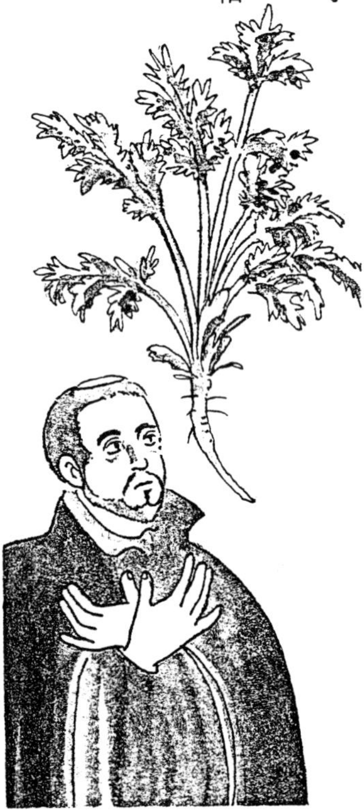

成分與效果

艾草葉的生藥名為艾葉，葉背面的綿毛可當灸治的材料。

織田信長曾在滋賀縣與岐阜縣交界的伊吹山，闢建一座廣大的藥草園，命葡萄牙傳教士種植艾草。如今這座藥草園已不復見，但伊吹艾草與日光艾草至今仍享有盛名。

艾草可溫熱身體，促進血液循環，對女性常見的手腳冰冷症有效。尤其適合屬於貧血、低血壓體質的人。

可促進胃腸粘膜的血液循環，故具有健胃作用。此外，還能分解多餘的脂肪並排出體外，有助於消除肥胖。

能夠防止老化，使心臟正常運作的，在於腺嘌呤、膽鹼、乙酰膽鹼等成分。再者，艾草

自製方法

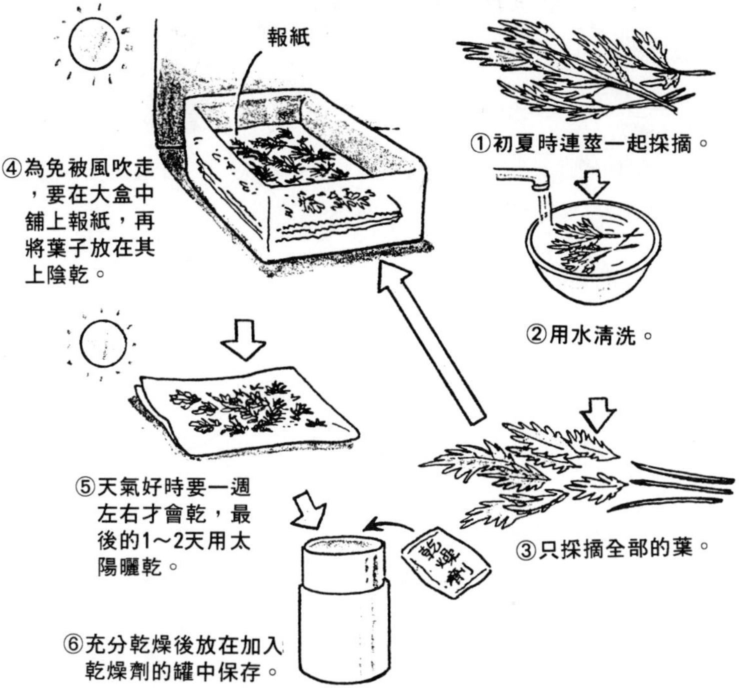
報紙
①初夏時連莖一起採摘。
②用水清洗。
③只採摘全部的葉。
④為免被風吹走，要在大盒中鋪上報紙，再將葉子放在其上陰乾。
⑤天氣好時要一週左右才會乾，最後的1～2天用太陽曬乾。
乾燥劑
⑥充分乾燥後放在加入乾燥劑的罐中保存。

含豐富的葉綠素，可預防癌症。

將生葉或乾燥葉放在棉布袋中，放在浴缸裡，精油成分會在皮膚形成薄膜，不易著涼。此外，也能緩和肩膀酸痛、腰痛、神經痛、風濕等疼痛，使身體溫熱。用裝有艾草的袋子摩擦身體，也具有效果。

當化妝水或軟膏外用，可減輕特應性皮膚炎的症狀，發揮美肌效果。

自製方法

艾草在各地自生，屬菊

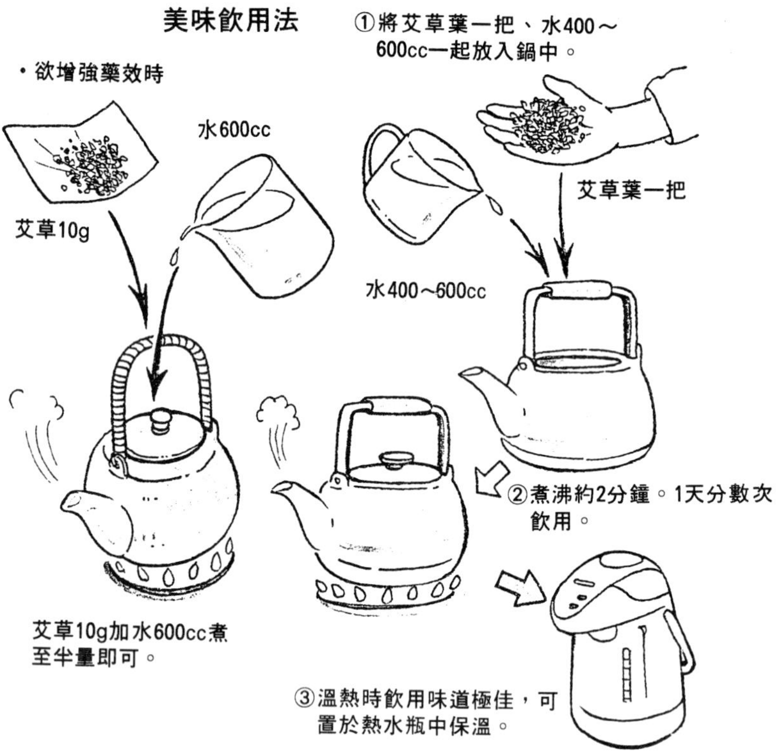
美味飲用法
①將艾草葉一把、水400～600cc一起放入鍋中。
艾草葉一把
水400～600cc
②煮沸約2分鐘。1天分數次飲用。
③溫熱時飲用味道極佳，可置於熱水瓶中保溫。
・欲增強藥效時
水600cc
艾草10g
艾草10g加水600cc煮至半量即可。

科多年草，從早春到九月均可採摘，取得容易。

但艾草會有花粉飛散，故花粉症患者最好不要到艾草群生的地方去。

做草餅時要用柔軟的嫩芽；當藥用時，要在開始生長的初夏，連莖採摘。

美味飲用法

為了維持健康，可將艾草葉放在壺中煮滾，一天飲用數次，溫熱時飲用風味較佳。

如欲改善症狀，則應煎煮後飲用。

各種利用方法

・艾草澡
①將乾燥艾草葉裝入棉布袋丟進鍋內烹煮。
②將煮汁和裝有艾草的布袋一併倒入浴缸內。
・艾草酒
①將廣口瓶1/3～1/4量的艾草葉用果汁機打碎。
紗布
燒酒1.8公升
②蓋上瓶蓋，浸泡2個月即可。
・艾草化妝水
乾燥葉20～30g
①乾燥葉20～30g加水360cc煮至半量。
②過濾冷卻。
相當於煎汁一半量的酒精。
薄荷腦5g
③在①中放入相當於煎汁一半量的酒精及薄荷腦5g即可。

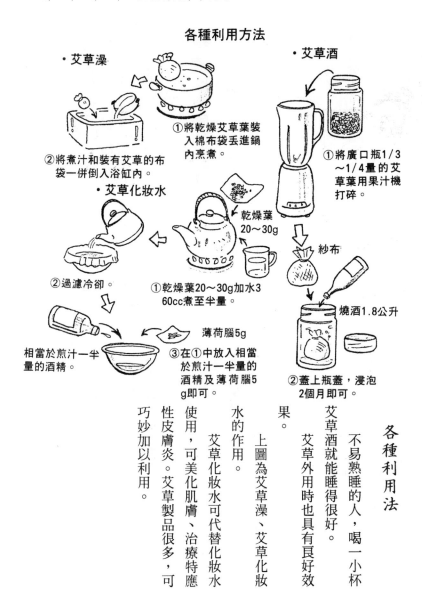

各種利用法

不易熟睡的人，喝一小杯艾草酒就能睡得很好。艾草外用時也具有良好效果。

上圖為艾草澡、艾草化妝水的作用。

艾草化妝水可代替化妝水使用，可美化肌膚、治療特應性皮膚炎。艾草製品很多，可巧妙加以利用。

防止老化

銀杏葉茶

藥用部份（生藥名）

葉、果實（銀杏）

其它效果

★動脈硬化
★高血壓
★老人痴呆症
★過敏性疾病

發源自德國的民間藥

銀杏原產於中國大陸內地，是僅次於蘇鐵的原始種，又稱為「活化石」。據說，恐龍時代是銀杏類最繁盛的時期。有些恐龍吃銀杏果實，果實最後藉由糞便而四處散佈。

及至冰河期到來，恐龍絕跡後，野生種也幾乎全部死亡。其後，中國開始栽培銀杏，但種類卻只剩下現在的一種。在嚴苛的環境下生長的銀杏，具有強力藥效。

在日本，神社、寺院、學校均廣植銀杏，但銀杏葉被當民間藥使用的機會很少。二次世界大戰後，德國利用銀杏葉開發出防止動脈硬化及血管老化的藥物，而其原料銀

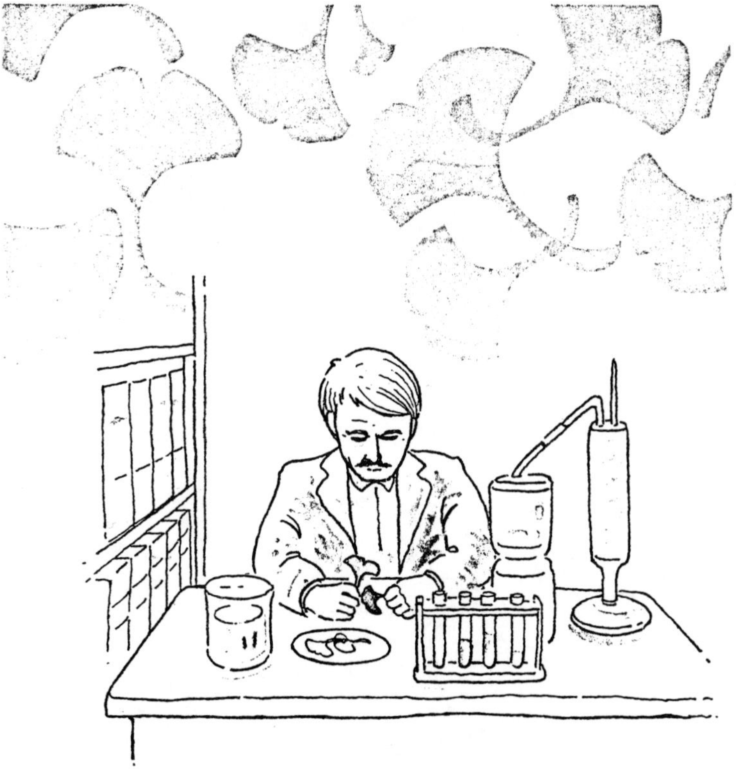

杏大半產自日本。

後來，日本人也紛紛將飲用銀杏葉茶當成健康法。

成分與效果

銀杏葉中，含有黃色植物色素的基本物質類黃酮成分。類黃酮能提高血管平滑肌的收縮力，使血管的內皮細胞保持健全狀態。

此外，血液的粘性太強時，銀杏可發揮抑制作用，使血管壁柔軟、預防動脈硬化。結果，當然可以預防或改善伴隨動脈硬化而來的高血壓或痴呆。

自製方法與美味飲用法

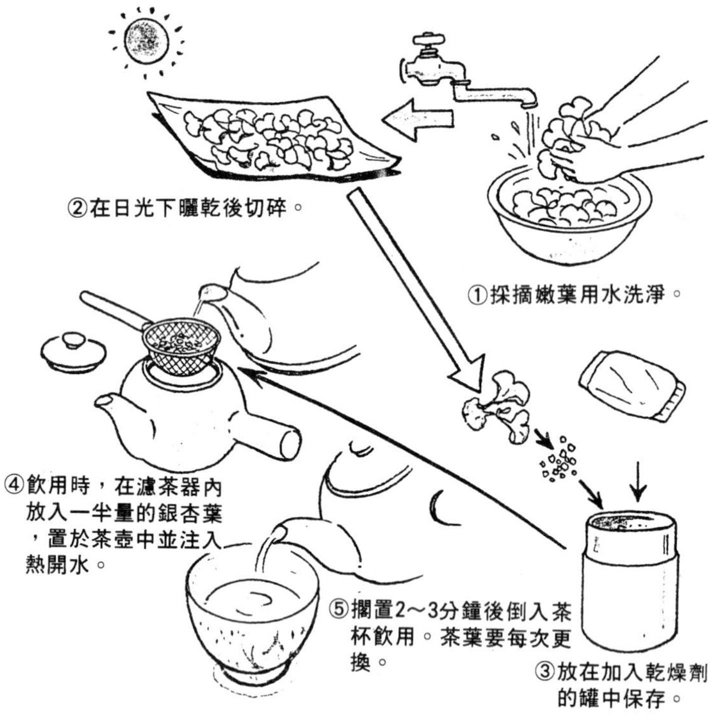
②在日光下曬乾後切碎。
①採摘嫩葉用水洗淨。
④飲用時，在濾茶器內放入一半量的銀杏葉，置於茶壺中並注入熱開水。
⑤擱置2～3分鐘後倒入茶杯飲用。茶葉要每次更換。
③放在加入乾燥劑的罐中保存。

類黃酮也可抑制活性氧的過剩產生。

銀杏葉中所含的銀杏苦內酯成分，能抑制活性氧及血小板的活性因子，故具有抑制過敏反應的作用。

自製法與美味飲用法

在葉子變黃之前的八～九月採摘葉子。

銀杏葉茶只要注入熱開水，就能充分抽出成分，不必煎煮。

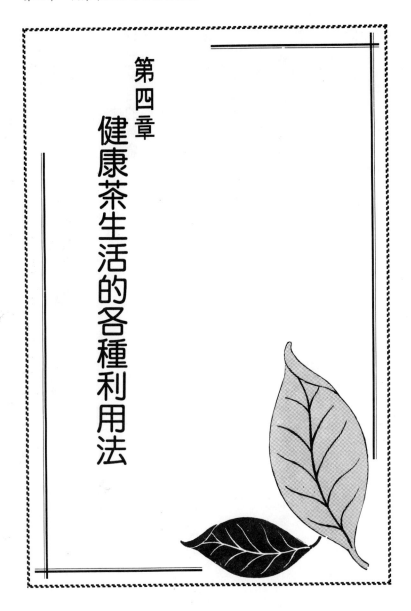

第四章　健康茶生活的各種利用法

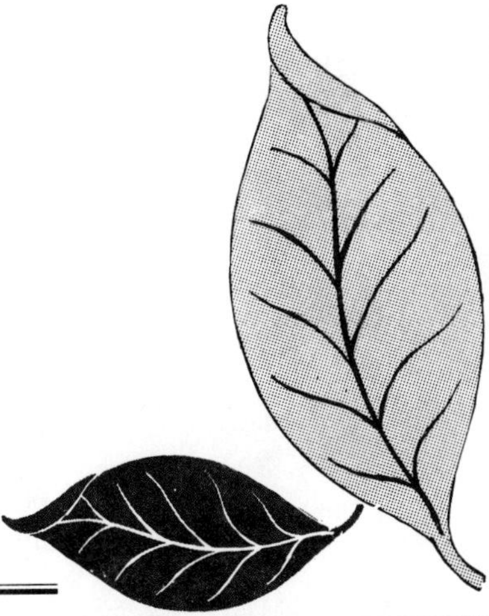

茶食

攝取富含養分的茶葉

備受矚目的茶食

最近，將茶葉切碎來吃的「茶食」備受矚目。

以往無意識中喝的綠茶，近來經實驗證明具有抗癌作用，及預防成為愛滋病主因的愛滋病毒增殖的效果，因而人們紛紛重新評估茶的價值。

綠茶含有維他命C、E，在體內會變成維他命A的胡蘿蔔素、維他命B群、鉀、葉綠素、咖啡因、鞣酸等許多藥效成分。

提倡茶食健康法的已故桑野和民先生（前東京家政學院短期大學助教），注意到綠茶具有許多營養成分，而且是不溶於水的脂溶性物質，乃想出茶食的方法來。

綠茶浸出液所含的有效成分，含量比葉少。此外，注入開水飲用萃取劑，捨棄茶渣的浸出方式，無法取得食物纖維。

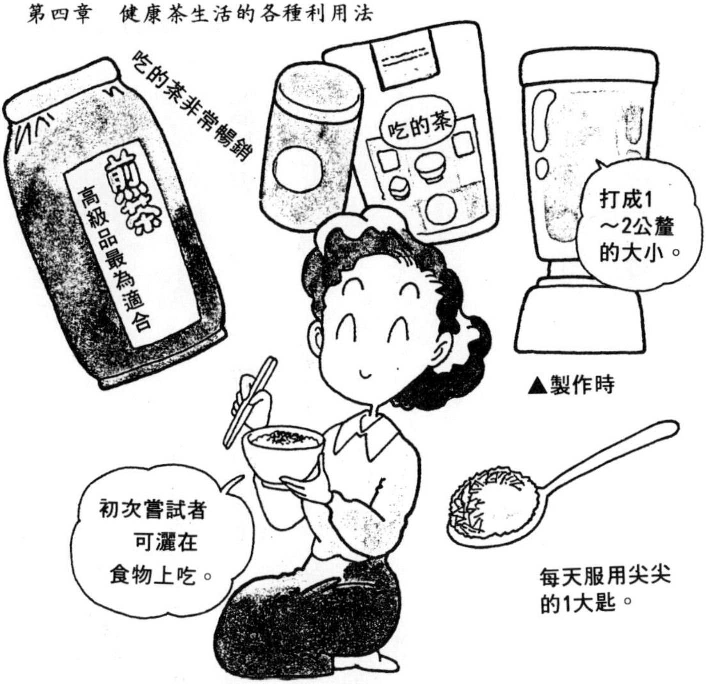
吃的茶非常暢銷
煎茶
高級品最為適合
吃的茶
打成1～2公釐的大小。
▲製作時
初次嘗試者可灑在食物上吃。
每天服用尖尖的1大匙。

巧妙的茶食作法

自用時，切成一～二公釐的大小即可，在菜快做好時才放入為秘訣所在。近來，已有人將茶碾碎製成製品。

分量為每天六g，約等於尖尖的一大匙。六g所攝取到的胡蘿蔔素，在一天所需量的二十％以上，具防止癌症、老化等效果。另外，維他命E可攝取到一半，食物纖維則達十％。

茶食以煎茶的高級品較為適合。像玉露等高級茶，不只價格昂貴，而且維他命E、C的含量比煎茶還少，抹茶的鞣酸、維他命C及食物纖維都很少。最好和食物一併攝取，空腹時吃茶對胃不好。初次嘗試的人，可將其洒在食物上來吃。

藥酒

每天少量飲用為健康的秘訣

酒精可促進藥效成分的吸收

有效取得藥草的藥效成分的方法，就是藥酒。

酒，適量飲用可增進食慾，促進血液循環，調整體調。酒精有助於藥效成分的吸收，故手腳冰冷、不易熟睡、胃腸較弱的人，務必嚐飲藥酒。

藥酒可緩和藥草、果實的澀味或苦味，加入砂糖則更為好喝。加入酒精可長期保存，也可當外用藥使用。在此為各位介紹製造藥酒的一般方法及注意要點。

藥酒的有效飲用法

藥酒不是嗜好品，一定要遵守飲用分量。持續每天少量飲用，才是健康的喝法。一天一小杯，約十五CC就夠了。多做幾次以後，自然就會知道怎樣的甜度喝起來最美味。依季節不同，冰過或熱飲皆適宜。

製作藥酒的秘訣

材料要新鮮

老舊的藥草藥效較差，味道也不好。因此，藥草採好或生藥買來，一定要立刻使用。

用燒酒浸泡

無色、無味的燒酒，最適合浸泡藥酒。生藥草以不易腐爛的三十五度為佳，如果是用買來的生藥或自行乾燥的藥草，則使用二十五度的燒酒。

糖分可視用途及個人喜好而定

促進發酵與成熟的糖分，多半使用冰糖、結晶糖或蜂蜜。但，外用時不要加糖。屬於糖尿病體質或肥胖的人，要控制糖分攝取量。

藥草的水分要瀝乾

水分會導致藥酒腐敗，使用新鮮藥草時，洗淨後一定要瀝乾水分。如為生藥，只需拍去污垢、灰塵，用乾布擦拭即可。

用廣口瓶作為容器

使用容易放入材料的廣口瓶，或是可以看見內容物的透明容器較好。

置於陰暗處使其成熟

在成熟期間，要置於不會直接晒到太陽的陰涼處，不時輕輕搖晃瓶子加速其成熟。浸泡日期、材料分量等都要寫在標籤上，供下次參考。

用不透明的瓶子保存

成熟後，用紗布或棉布過濾，再移到保存用的瓶中。保存用的容器，要選擇細口，能防止變質，不透光的不透明瓶子。

藥湯 花草澡

利用藥效成分放鬆

對疼痛和症狀有效

對喜歡泡澡的人來說，加入藥草的藥湯是很好的健康法，悠閒地泡個澡，能消除壓力、放鬆身心，除去一天的疲勞。

藥湯能溫熱身體、促進血液循環、由皮膚吸收藥效成分、防止皮膚炎，具有美肌效果，也能緩和肩膀酸痛、神經痛、風濕等的疼痛。

國人於端午節將菖蒲、艾草丟進洗澡水中泡澡，在冬至時洗柚子澡，其實就是藥湯健康法。

適合藥湯用的藥草很多，各位一定要嚐試一下，健康茶的殘渣不要丟棄，可當藥湯來利用。

但是，飯前、飯後要避免泡澡。

如欲改善症狀，一天需泡二～三次。用裝有藥草的袋子輕輕摩擦身體，效果更好。

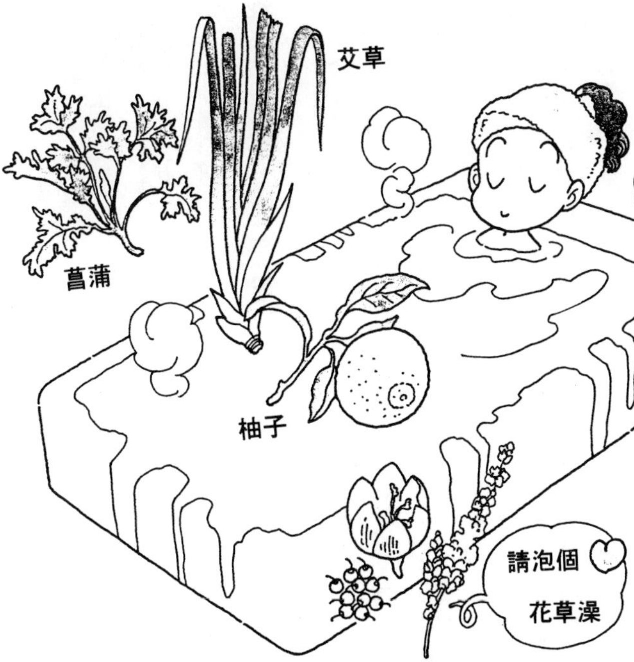

泡個花草澡以轉換心情

藉由芳香來調整體調的芳香療法，現在備受矚目。

其中之一，就是加入花草產生香氣，慢慢浸泡以吸入香氣，皮膚則吸收藥效的花草澡。

所用花草主要為西洋甘菊或薰衣草等，將其直接洒在洗澡水中，浸泡後可使心情放鬆。

身心原為一體，心情舒暢自然能夠增進健康，故花草澡為理想的健康法。可能的話，不妨多嘗試各種藥草或花草澡。

藥草被 藥草枕

利用藥草的香氣獲得安眠

消除失眠、促進安眠

另外一種芳香療法，是用藥草做被子或枕頭。

國人向來有將乾燥菊花塞在被子或枕頭裡的習慣。菊花被和菊花枕能消除失眠，幫助熟睡。菊花所具有的獨特芳香，來自精油成分，能夠促進血液循環，享有舒適的睡眠。此外，艾草被可使身體溫暖，防止手腳冰冷。這是因為，艾草中所含的精油成分，可透過皮膚和呼吸器官進入體內，促進血液循環所致。

使用具有自己喜歡香氣的藥草做藥草枕或藥草被，有助於安眠。

藥草被和藥草枕，一週一次要放在太陽底下晒。此外，香氣消失後效果較低，故一年要重做一次。

藥草被、藥草枕的作法

藥草被的作法

①作一個比墊被較小、較厚的棉布袋。

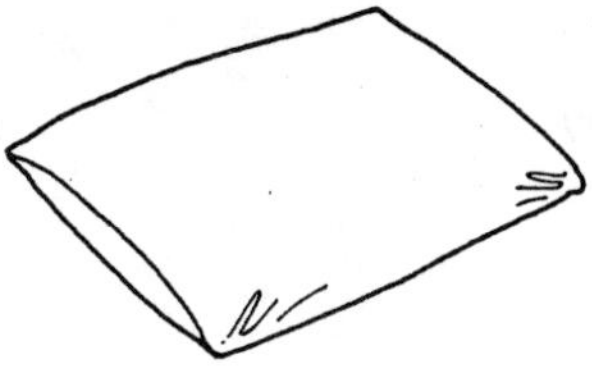

②將充分乾燥的藥草均勻地塞入其中。

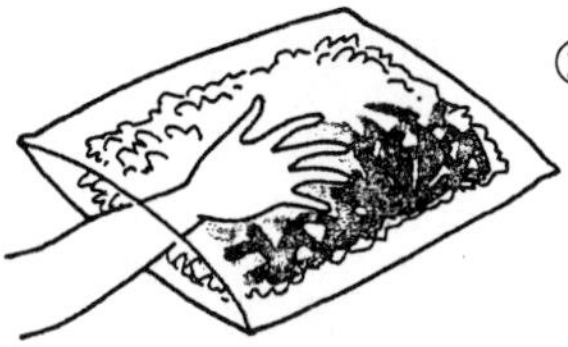

③縫成約5cm正方形的縱橫格子狀即可。

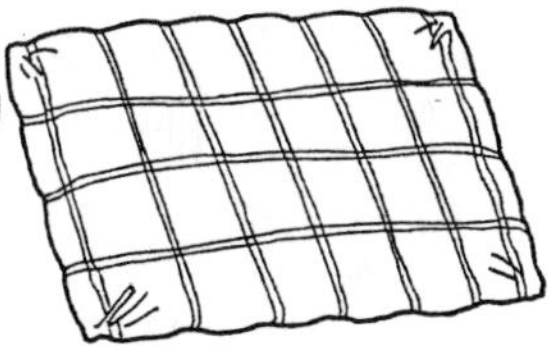

艾草容易大量取得，故可做艾草被。至於薰衣草等產量較少的植物，則可做薰衣草枕。

即使無法做成如墊被般的大小，也可以利用浴巾來製作，只需將其置於想要溫暖的部位下方即可。

枕頭的厚度約一～三公分，將其鋪在平常睡的枕頭上，其芳香氣息自然就能使人熟睡。

製作菊枕時，不要用食用菊，採集觀賞用菊或野菊，取自花萼以上的部分晒乾即可。

可先做個枕頭試試看，有效的話再做條被子。

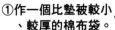

藥草粥

使用藥草做成健康料理

歷史悠久的藥草料理

中國人有「醫食同源」的說法，考慮到食物與健康有密切關係，因而將食品的性質分類，組合對身體有益的食品，長年研究改善體質的飲食。其中，有很多是納入生藥的藥膳料理。利用藥草做料理的方法很多，在此為各位介紹的，是適合體調不好時吃的藥草粥的作法。

粥容易消化，因此適合兒童、老年人、胃腸較弱或想要減肥的人。

可以一次做很多，再逐一分為一餐的分量加以冷凍，想吃時只需取出解凍即可。

藥草粥的作法

作法非常簡單，只需在平常煮的粥中加入藥草即可。

煮粥用的鍋，最好是能慢慢傳熱的土鍋。如果沒有土鍋，用厚鍋也可以。

藥草粥的作法

①將米充分洗淨，放在水籃中瀝乾1小時。

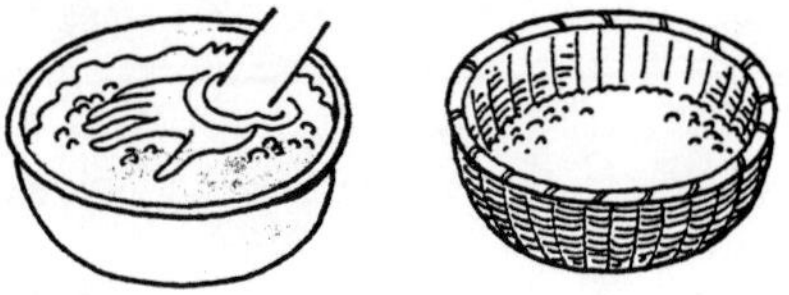

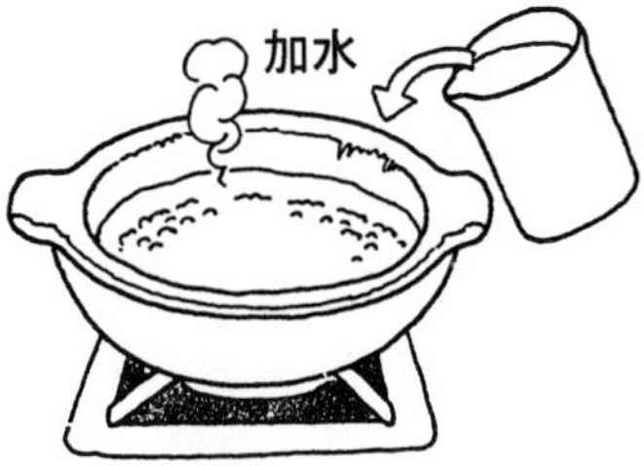

②將米和水放入土鍋或厚鍋中。用小火一邊加水一邊煮，中途不可攪拌。

③粥煮好後，如為新鮮切碎的藥草可直接使用；如為乾燥的藥草，用水浸泡還原後連汁一起倒入粥中。

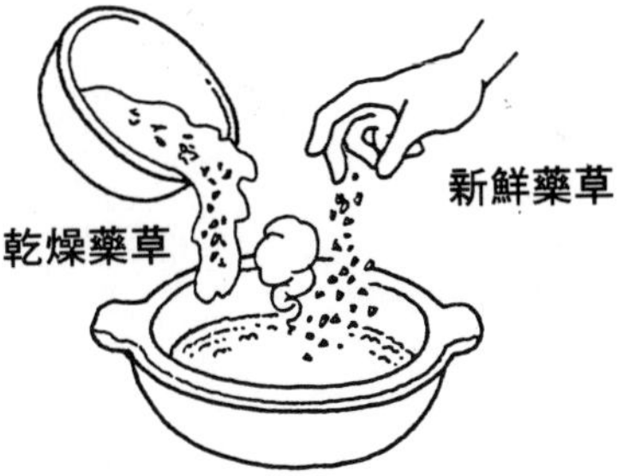

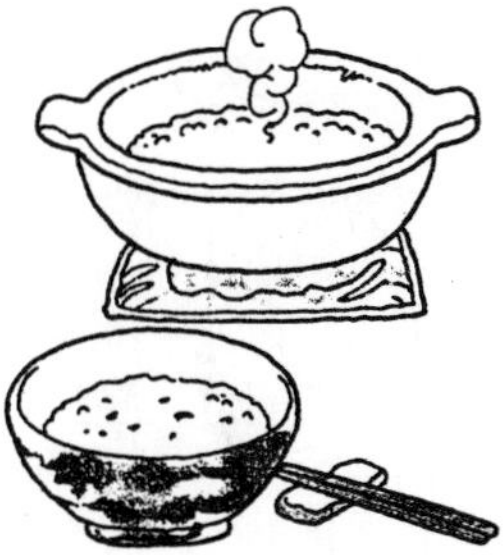

④略微煮沸後熄火。擱置片刻，待藥效成分充分溶出後即可食用。

大展出版社有限公司	圖書目錄
地址：台北市北投區11204 致遠一路二段12巷1號 郵撥： 0166955～1	電話：(02)8236031 8236033 傳眞：(02)8272069

•法律專欄連載•電腦編號58

台大法學院 法律學系／策劃
法律服務社／編著

①別讓您的權利睡著了[1]	200元
②別讓您的權利睡著了[2]	200元

•秘傳占卜系列•電腦編號14

①手相術	淺野八郎著	150元
②人相術	淺野八郎著	150元
③西洋占星術	淺野八郎著	150元
④中國神奇占卜	淺野八郎著	150元
⑤夢判斷	淺野八郎著	150元
⑥前世、來世占卜	淺野八郎著	150元
⑦法國式血型學	淺野八郎著	150元
⑧靈感、符咒學	淺野八郎著	150元
⑨紙牌占卜學	淺野八郎著	150元
⑩ＥＳＰ超能力占卜	淺野八郎著	150元
⑪猶太數的秘術	淺野八郎著	150元
⑫新心理測驗	淺野八郎著	160元
⑬塔羅牌預言秘法	淺野八郎著	元

•趣味心理講座•電腦編號15

①性格測驗1	探索男與女	淺野八郎著	140元
②性格測驗2	透視人心奧秘	淺野八郎著	140元
③性格測驗3	發現陌生的自己	淺野八郎著	140元
④性格測驗4	發現你的真面目	淺野八郎著	140元
⑤性格測驗5	讓你們吃驚	淺野八郎著	140元
⑥性格測驗6	洞穿心理盲點	淺野八郎著	140元
⑦性格測驗7	探索對方心理	淺野八郎著	140元
⑧性格測驗8	由吃認識自己	淺野八郎著	140元

⑨性格測驗９　戀愛知多少	淺野八郎著	160元
⑩性格測驗10　由裝扮瞭解人心	淺野八郎著	140元
⑪性格測驗11　敲開內心玄機	淺野八郎著	140元
⑫性格測驗12　透視你的未來	淺野八郎著	140元
⑬血型與你的一生	淺野八郎著	160元
⑭趣味推理遊戲	淺野八郎著	160元
⑮行爲語言解析	淺野八郎著	160元

•婦 幼 天 地•電腦編號16

①八萬人減肥成果	黃靜香譯	180元
②三分鐘減肥體操	楊鴻儒譯	150元
③窈窕淑女美髮秘訣	柯素娥譯	130元
④使妳更迷人	成　玉譯	130元
⑤女性的更年期	官舒妍編譯	160元
⑥胎內育兒法	李玉瓊編譯	150元
⑦早產兒袋鼠式護理	唐岱蘭譯	200元
⑧初次懷孕與生產	婦幼天地編譯組	180元
⑨初次育兒12個月	婦幼天地編譯組	180元
⑩斷乳食與幼兒食	婦幼天地編譯組	180元
⑪培養幼兒能力與性向	婦幼天地編譯組	180元
⑫培養幼兒創造力的玩具與遊戲	婦幼天地編譯組	180元
⑬幼兒的症狀與疾病	婦幼天地編譯組	180元
⑭腿部苗條健美法	婦幼天地編譯組	180元
⑮女性腰痛別忽視	婦幼天地編譯組	150元
⑯舒展身心體操術	李玉瓊編譯	130元
⑰三分鐘臉部體操	趙薇妮著	160元
⑱生動的笑容表情術	趙薇妮著	160元
⑲心曠神怡減肥法	川津祐介著	130元
⑳內衣使妳更美麗	陳玄茹譯	130元
㉑瑜伽美姿美容	黃靜香編著	150元
㉒高雅女性裝扮學	陳珮玲譯	180元
㉓蠶糞肌膚美顏法	坂梨秀子著	160元
㉔認識妳的身體	李玉瓊譯	160元
㉕產後恢復苗條體態	居理安•芙萊喬著	200元
㉖正確護髮美容法	山崎伊久江著	180元
㉗安琪拉美姿養生學	安琪拉蘭斯博瑞著	180元
㉘女體性醫學剖析	增田豐著	220元
㉙懷孕與生產剖析	岡部綾子著	180元
㉚斷奶後的健康育兒	東城百合子著	220元
㉛引出孩子幹勁的責罵藝術	多湖輝著	170元

㉜培養孩子獨立的藝術	多湖輝著	170元
㉝子宮肌瘤與卵巢囊腫	陳秀琳編著	180元
㉞下半身減肥法	納他夏・史達賓著	180元
㉟女性自然美容法	吳雅菁編著	180元
㊱再也不發胖	池園悅太郎著	170元
㊲生男生女控制術	中垣勝裕著	220元
㊳使妳的肌膚更亮麗	楊　皓編著	170元
㊴臉部輪廓變美	芝崎義夫著	180元
㊵斑點、皺紋自己治療	高須克彌著	180元
㊶面皰自己治療	伊藤雄康著	180元
㊷隨心所欲瘦身冥想法	原久子著	180元
㊸胎兒革命	鈴木丈織著	元

・青 春 天 地・電腦編號 17

①A血型與星座	柯素娥編譯	120元
②B血型與星座	柯素娥編譯	120元
③O血型與星座	柯素娥編譯	120元
④AB血型與星座	柯素娥編譯	120元
⑤青春期性教室	呂貴嵐編譯	130元
⑥事半功倍讀書法	王毅希編譯	150元
⑦難解數學破題	宋釗宜編譯	130元
⑧速算解題技巧	宋釗宜編譯	130元
⑨小論文寫作秘訣	林顯茂編譯	120元
⑪中學生野外遊戲	熊谷康編著	120元
⑫恐怖極短篇	柯素娥編譯	130元
⑬恐怖夜話	小毛驢編譯	130元
⑭恐怖幽默短篇	小毛驢編譯	120元
⑮黑色幽默短篇	小毛驢編譯	120元
⑯靈異怪談	小毛驢編譯	130元
⑰錯覺遊戲	小毛驢編譯	130元
⑱整人遊戲	小毛驢編著	150元
⑲有趣的超常識	柯素娥編譯	130元
⑳哦！原來如此	林慶旺編譯	130元
㉑趣味競賽100種	劉名揚編譯	120元
㉒數學謎題入門	宋釗宜編譯	150元
㉓數學謎題解析	宋釗宜編譯	150元
㉔透視男女心理	林慶旺編譯	120元
㉕少女情懷的自白	李桂蘭編譯	120元
㉖由兄弟姊妹看命運	李玉瓊編譯	130元
㉗趣味的科學魔術	林慶旺編譯	150元

㉘趣味的心理實驗室	李燕玲編譯	150元
㉙愛與性心理測驗	小毛驢編譯	130元
㉚刑案推理解謎	小毛驢編譯	130元
㉛偵探常識推理	小毛驢編譯	130元
㉜偵探常識解謎	小毛驢編譯	130元
㉝偵探推理遊戲	小毛驢編譯	130元
㉞趣味的超魔術	廖玉山編著	150元
㉟趣味的珍奇發明	柯素娥編著	150元
㊱登山用具與技巧	陳瑞菊編著	150元

•健 康 天 地• 電腦編號 18

①壓力的預防與治療	柯素娥編譯	130元
②超科學氣的魔力	柯素娥編譯	130元
③尿療法治病的神奇	中尾良一著	130元
④鐵證如山的尿療法奇蹟	廖玉山譯	120元
⑤一日斷食健康法	葉慈容編譯	150元
⑥胃部強健法	陳炳崑譯	120元
⑦癌症早期檢查法	廖松濤譯	160元
⑧老人痴呆症防止法	柯素娥編譯	130元
⑨松葉汁健康飲料	陳麗芬編譯	130元
⑩揉肚臍健康法	永井秋夫著	150元
⑪過勞死、猝死的預防	卓秀貞編譯	130元
⑫高血壓治療與飲食	藤山順豐著	150元
⑬老人看護指南	柯素娥編譯	150元
⑭美容外科淺談	楊啟宏著	150元
⑮美容外科新境界	楊啟宏著	150元
⑯鹽是天然的醫生	西英司郎著	140元
⑰年輕十歲不是夢	梁瑞麟譯	200元
⑱茶料理治百病	桑野和民著	180元
⑲綠茶治病寶典	桑野和民著	150元
⑳杜仲茶養顏減肥法	西田博著	150元
㉑蜂膠驚人療效	瀨長良三郎著	150元
㉒蜂膠治百病	瀨長良三郎著	180元
㉓醫藥與生活	鄭炳全著	180元
㉔鈣長生寶典	落合敏著	180元
㉕大蒜長生寶典	木下繁太郎著	160元
㉖居家自我健康檢查	石川恭三著	160元
㉗永恒的健康人生	李秀鈴譯	200元
㉘大豆卵磷脂長生寶典	劉雪卿譯	150元
㉙芳香療法	梁艾琳譯	160元

㉚醋長生寶典	柯素娥譯	180元
㉛從星座透視健康	席拉・吉蒂斯著	180元
㉜愉悅自在保健學	野本二士夫著	160元
㉝裸睡健康法	丸山淳士等著	160元
㉞糖尿病預防與治療	藤田順豐著	180元
㉟維他命長生寶典	菅原明子著	180元
㊱維他命C新效果	鐘文訓編	150元
㊲手、腳病理按摩	堤芳朗著	160元
㊳AIDS瞭解與預防	彼得塔歇爾著	180元
㊴甲殼質殼聚糖健康法	沈永嘉譯	160元
㊵神經痛預防與治療	木下眞男著	160元
㊶室內身體鍛鍊法	陳炳崑編著	160元
㊷吃出健康藥膳	劉大器編著	180元
㊸自我指壓術	蘇燕謀編著	160元
㊹紅蘿蔔汁斷食療法	李玉瓊編著	150元
㊺洗心術健康秘法	竺翠萍編譯	170元
㊻枇杷葉健康療法	柯素娥編譯	180元
㊼抗衰血癒	楊啟宏著	180元
㊽與癌搏鬥記	逸見政孝著	180元
㊾冬蟲夏草長生寶典	高橋義博著	170元
㊿痔瘡・大腸疾病先端療法	宮島伸宜著	180元
51膠布治癒頑固慢性病	加瀨建造著	180元
52芝麻神奇健康法	小林貞作著	170元
53香煙能防止癡呆？	高田明和著	180元
54穀菜食治癌療法	佐藤成志著	180元
55貼藥健康法	松原英多著	180元
56克服癌症調和道呼吸法	帶津良一著	180元
57Ｂ型肝炎預防與治療	野村喜重郎著	180元
58青春永駐養生導引術	早島正雄著	180元
59改變呼吸法創造健康	原久子著	180元
60荷爾蒙平衡養生秘訣	出村博著	180元
61水美肌健康法	井戶勝富著	170元
62認識食物掌握健康	廖梅珠編著	170元
63痛風劇痛消除法	鈴木吉彥著	180元
64酸莖菌驚人療效	上田明彥著	180元
65大豆卵磷脂治現代病	神津健一著	200元
66時辰療法——危險時刻凌晨４時	呂建強等著	180元
67自然治癒力提升法	帶津良一著	180元
68巧妙的氣保健法	藤平墨子著	180元
69治癒Ｃ型肝炎	熊田博光著	180元
70肝臟病預防與治療	劉名揚編著	180元

國家圖書館出版品預行編目資料

改善慢性病健康藥草茶／健康生活研究會著，吳秋嬌譯
一初版，一臺北市，大展，民86
面；　　公分一（飲食保健；3）
譯自：症狀別健康茶ガイトブック
ISBN 957-557-708-6（平裝）

1. 食物治療　2. 藥材

86004586
418.914

改善慢性病健康藥草茶

ISBN 957-557-708-6

原著者／健康生活研究會
編譯者／吳 秋 嬌
發行人／蔡 森 明
出版者／大展出版社有限公司
社　址／台北市北投區（石牌）致遠一路二段12巷1號
電　話／(02) 8236031・8236033
傳　眞／(02) 8272069
郵政劃撥／0166955－1
登記證／局版臺業字第2171號
承印者／國順圖書印刷公司
裝　訂／嶸興裝訂有限公司
排版者／千兵企業有限公司
電　話／(02) 8812643
初版1刷／1997年（民86年）6月

定　價／200元

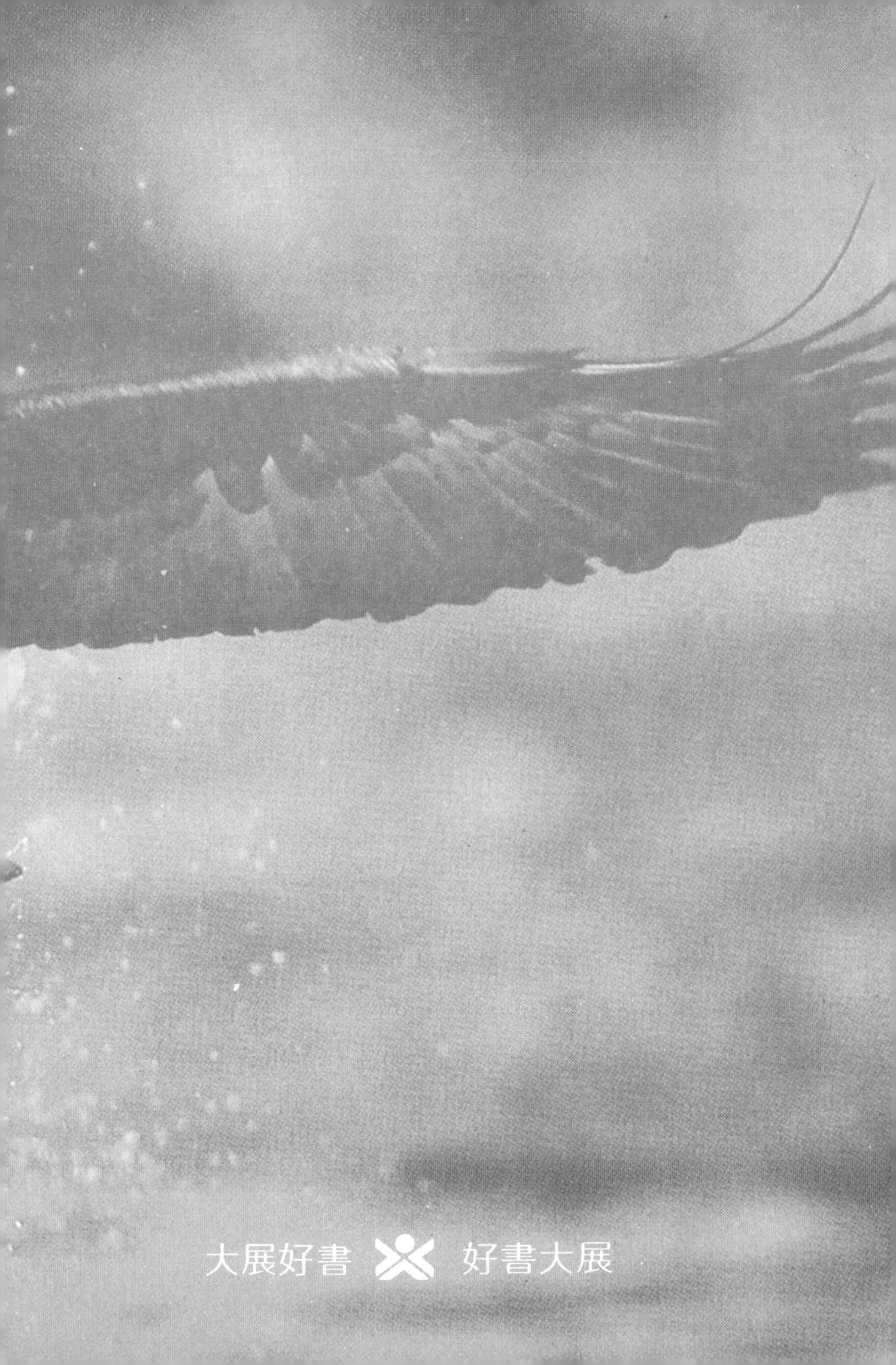
大展好書 好書大展

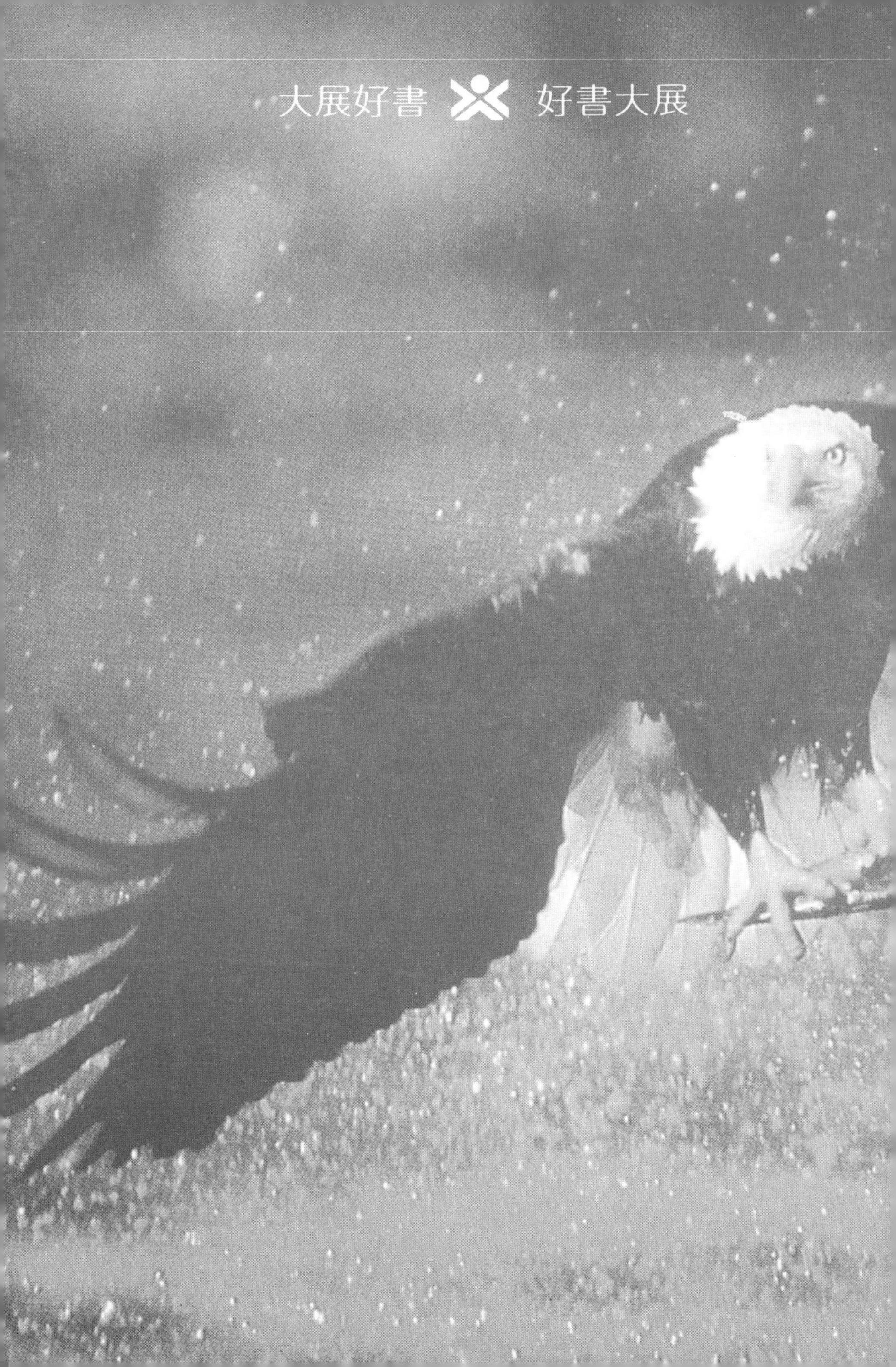
大展好書 好書大展